甲状腺超声
有问必答

詹维伟 / 主审

张　璐　徐上妍 / 主编

中国人口与健康出版社
China Population and Health Publishing House
全国百佳图书出版单位

图书在版编目（CIP）数据

甲状腺超声有问必答 / 张璐，徐上妍主编 . -- 北京：
中国人口与健康出版社，2024. 10. -- ISBN 978-7-5101
-7230-4

Ⅰ. R581.04-44

中国国家版本馆 CIP 数据核字第 2024TH1247 号

甲状腺超声有问必答
JIAZHUANGXIAN CHAOSHENG YOUWENBIDA

张璐　徐上妍　主编

责 任 编 辑	刘继娟　孙　浩
美 术 编 辑	侯　铮
责 任 印 制	林　鑫　任伟英
出 版 发 行	中国人口与健康出版社
印　　　刷	涿州市荣升新创印刷有限公司
开　　　本	880 毫米 × 1230 毫米　1/32
印　　　张	4.25
字　　　数	90 千字
版　　　次	2024 年 10 月第 1 版
印　　　次	2024 年 10 月第 1 次印刷
书　　　号	ISBN 978-7-5101-7230-4
定　　　价	29.80 元

微 信 ID	中国人口与健康出版社		
图 书 订 购	中国人口与健康出版社天猫旗舰店		
新 浪 微 博	@中国人口与健康出版社		
电 子 信 箱	rkcbs@126.com		
总编室电话	（010）83519392	发行部电话	（010）83557247
办公室电话	（010）83519400	网销部电话	（010）83530809
传　　　真	（010）83519400		
地　　　址	北京市海淀区交大东路甲 36 号		
邮　　　编	100044		

编 委 会

主　审：詹维伟

主　编：张　璐　徐上妍

秘　书：栾梦琪

编　委（按拼音排序）：

华思齐　侯怡卿　胡　艳　马小玲

潘祖贤　王　星　杨一娴　张桂萍

张倩如

序

　　甲状腺，这个看似不起眼的器官，实则在我们身体的健康中扮演着举足轻重的角色。它虽然小，但功能却异常强大，宛如一位默默耕耘的守护者，默默地为我们身体的各种机能保驾护航。它掌控着我们的新陈代谢、调节着体温和心率……可以说，甲状腺的健康状况直接关系到我们整体的生活质量。

　　然而，在我国这样一个拥有庞大人口基数的国家，甲状腺疾病的发病率呈现出逐年上升的趋势。随着社会的快速发展，人们的生活节奏加快，工作压力增大，环境污染日益严重，这些都为甲状腺疾病的滋生提供了温床。甲状腺疾病的患病人群数量庞大，且呈现出年轻化的趋势，这无疑是对我们国民健康的一大挑战。面对这一严峻的现实，普及甲状腺疾病的相关知识变得尤为重要。这其中，甲状腺超声检查作为现代医学的一项重要技术，为我们提供了一种无创、便捷的诊断手段。它能够直观地显示甲状腺的形态、大小、血流情况等信息，帮助医生准确地判断病情，为治疗方案的制定提供重要依据。

　　《甲状腺超声有问必答》这本书，正是为了满足广大读者对甲状腺和甲状腺超声检查知识的需求而编写的。它以通俗易懂的语言，深入浅出地介绍了甲状腺的基础知识、超声检查的原理、方法以及临床应用等方面的内容。将复杂的医学知识呈现得生动而直观，让读者能够轻松理解并吸收。无论是普通读者，还是医学爱好者，甚至是专业的医务人员，相信都能从这本书中获得宝贵的启示和帮助。

我相信，《甲状腺超声有问必答》的出版，将为广大读者打开一扇了解甲状腺和甲状腺超声检查的大门，帮助大家更加深入地了解这一领域，提高对甲状腺健康的重视和保护意识。愿这本书能够真正成为一本贴近生活、贴近老百姓的科普读物，让甲状腺健康知识深入人心。同时，也希望通过这本书的普及，能够为健康中国建设贡献一份力量。

上海交通大学医学院附属瑞金医院　詹维伟

前　言

　　甲状腺是一个位于人体颈部前方的蝴蝶形状的腺体，它分泌的甲状腺激素，是人体新陈代谢活动的重要调控者，影响着从心跳到消化、从体温到情绪调节等一系列生理过程。随着现代生活节奏的加快，甲状腺疾病日益凸显，已经成为影响人们生活质量的重要内分泌疾病。当甲状腺出现问题时，身体的很多功能都可能受到影响，而甲状腺疾病的早期诊断，对于维护我们的健康至关重要。

　　随着医学技术的发展，超声检查以其无创、便捷、准确的特点，逐渐成为甲状腺疾病诊断的重要手段。它不仅能够清晰显示甲状腺的形态结构，还能通过回声、血流等信息，帮助医生更为精确地诊断甲状腺疾病。此外，随着科学技术的不断进步，超声引导下的甲状腺结节穿刺活检、消融治疗等技术，能够在不损伤周围正常组织的前提下，精准地定位并治疗病变组织，大大提高了甲状腺疾病的治疗效果。

　　然而，尽管甲状腺超声诊断与治疗技术具有诸多优势，但其专业性强、操作技术要求高。对于非专业人士来说，甲状腺超声究竟是怎样的一种技术，以及它如何助力甲状腺疾病的诊断与治疗，这些问题往往令人困惑。

上海瑞金医院超声科在甲状腺疾病的超声诊断与介入治疗领域拥有数十年的丰富经验和社会影响力，在多年的临床实践中，积累了大量与甲状腺疾病相关的经验和来自患者的疑问，这些问题来自不同年龄段及工作、生活背景的患者，涉及甲状腺疾病、甲状腺超声诊断、超声引导下细针穿刺以及手术、消融治疗等多个方面。我们深感这些疑问代表了广大患者在甲状腺疾病诊疗过程中的真实困惑和需求。因此，我们悉心收集、整理了这些问题，并进行了深入的探讨和归类，最终编写了《甲状腺超声有问必答》一书，旨在将甲状腺方面的知识介绍给更广泛的读者，为广大患者及对甲状腺疾病感兴趣的公众提供一部专业而通俗的科普指南。

在本书中，将系统介绍甲状腺疾病的流行病学、发病因素、超声诊断与治疗等内容，帮助读者更好地理解和掌握相关知识。同时，对于妊娠、儿童等特殊群体的甲状腺问题，我们也给予了特别关注与解答。当然，由于医学知识的广泛和深奥，书中难免有不足之处，我们真诚地希望读者能够提出宝贵的意见和建议，帮助我们不断完善本书。希望这本书能够成为读者了解甲状腺疾病诊断与治疗的一扇窗，为大家提供有益的帮助和指导。

上海交通大学医学院附属瑞金医院超声医学科

《甲状腺超声有问必答》编委会

目 录
Contents

目
录

第一章

认识甲状腺

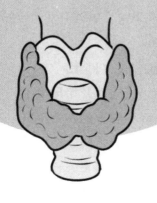

一、甲状腺位置及大小

1. 甲状腺在人体的哪个位置?

甲状腺是身体里一个小小的器官,但作用却非常大。它就藏在颈部的正前方,差不多就在喉咙下面、气管两侧的位置。甲状腺的形状像一只蝴蝶:中间细细的部分叫"峡部",就像蝴蝶的身体;两边宽宽的部分叫"叶部",就像蝴蝶的两个翅膀。

这两个"翅膀"就紧贴在喉咙和气管的外边。它上面的部分一直延伸到喉结的中间,下面则差不多到第六个气管软骨的地方。而那个"峡部"通常就在第二到第四个气管软骨的前面。

不过,有些人的甲状腺还多出一个特别的部分,形状像锥子一样细,叫作锥状叶。这部分从"峡部"向上延伸,最长的可以伸到舌骨那里。

2. 异位甲状腺是怎么回事?

甲状腺在胚胎第三周就开始形成了。正常情况下,在出生前,甲状腺会下降到脖子的一个特定位置,也就是甲状软骨下面和第六个气管软骨之间,然后慢慢发育成我们熟悉的甲状腺。

但有时候,甲状腺在发育的时候可能会跑错地方,这种情况就叫异位甲状腺。异位甲状腺是因为甲状腺的原基位置不对,或者甲状舌导管下降的过程中出了点小问题,导致甲状腺没有长到它应该在的地方。这种情况虽然可能发生在身体的任何部位，但大部分情况下，它都喜欢藏在舌根部、颈部、胸纵隔、喉气管、食管及心包等地方。

有趣的是，异位甲状腺更喜欢发生在女性身上，男女之间的发生比例大概是1：9。而且，这种情况在女性的生长发育期更为常见，比如青春期和妊娠期。

虽然异位甲状腺听起来有点可怕，但其实它和正常的甲状腺组织差不多，里面也可能会有炎症，或者长结节。

3. 甲状腺有多大？

正常情况下，甲状腺的左右两边，也就是侧叶，上下长4～6cm，左右宽1.5～2cm。峡部前后厚度为0.2～0.4cm。

虽然每个人的甲状腺大小可能都有点不一样，但是侧叶的前后厚度，也就是深度，通常都是比较接近的。如果侧叶的厚度超过了2cm，那可能就是甲状腺肿大了。

4. 颈部粗大一定是甲状腺肿大引起的吗？

除了甲状腺肿大，很多其他原因也可能导致颈部变得粗大。

首先，甲状腺肿大是其中一个原因。如果甲状腺变大了，就可能会在颈部看到一个明显的鼓包。这可能是因为甲状腺的功能亢进、功能低下，或者长了甲状腺结节。不过，不是所有的结节都会让颈部看起来粗大，还要看结节的大小和位置。

其次，淋巴结肿大也是一个常见的原因。淋巴结就像身体里的"小卫士"，当身体受到感染而发炎，或者有肿瘤的时候，它们可能会变大，让颈部看起来鼓鼓的。

再次，脂肪堆积也可能让颈部变得粗大。如果体重增加或者肥胖，颈部脂肪多了，自然会显得粗大一些。

另外，颈部肌肉发达也会让颈部看起来粗粗大大的。比如，经常举重或者做颈部锻炼的人，颈部肌肉就会变得更发达。

最后，还有一些其他原因，如结缔组织病、甲状旁腺问题、血管问题等，都可能导致颈部粗大。

如果发现自己的颈部变得粗大了，最好去医院找医生检查一下，看看具体是什么原因。医生会根据情况做评估和诊断，然后给出相应的建议和治疗方案。

二、 甲状腺功能

1. 甲状腺对人体有什么功能呢？

甲状腺的主要功能就是生产一些激素，这些激素对身体有着很多重要的作用。

首先，甲状腺激素能帮助调节身体的新陈代谢。新陈代谢就是身体里的各种化学反应，比如，把食物转化成能量等。甲状腺激素能让这些反应进行得更顺畅，帮忙把食物转化成能量，还参与调节体重和身体功能。所以，甲状腺激素对人体的能量水平和身体健康都非常重要。

其次，甲状腺激素对生长和发育也很重要。特别是对于婴儿和小孩来说，这些激素对他们的骨骼、神经系统和其他器官的发育都起着关键作用。如果甲状腺激素不够，可能会导致小孩发育得慢或者智力受损。

再次，甲状腺激素还能影响心血管功能。它们能调节心跳速度、心脏的收缩力和血管的扩张，让心血管系统正常工作。如果甲状腺激素太多或太少，都可能导致心血管问题，如心跳不规律和高血压。

最后，甲状腺激素还与情绪和认知有关。它们能影响大脑里的神经递质，直接影响情绪和思考能力。所以，甲状腺问题可能会导致患者情绪低落、焦虑、注意力不集中等问题。

总的来说，甲状腺虽小，但功能强大，它产生的激素对身体有着广泛而重要的影响。

2. 甲状腺功能异常有什么表现？

甲状腺功能异常会让身体和心理出现一系列的症状。

首先，如果甲状腺太活跃了，叫作甲状腺功能亢进，简称甲亢。甲亢的时候，患者可能会觉得心跳很快，总是出汗，手也会抖个不停。同时，可能会发现明明吃得很多，体重却减轻了很多，而且感觉很累，肌肉也感觉没有力气。还有，可能会大便次数变多，晚上睡不好觉，总是感觉焦虑和不安。

反过来，如果甲状腺不够活跃，称为甲状腺功能低下，简称甲减。甲减的时候，患者可能会感到特别累，总是想睡觉。体重可能会增加，胃口也不好，皮肤变得干燥，头发也变得稀少。此外，可能会发现自己经常便秘，消化不良，思维变得迟缓，记忆力也不如以前了。情绪上，可能会感到低落、焦

第一章 认识甲状腺

005

虑和抑郁。

除了上面提到的这些常见症状，甲状腺功能异常还可能导致其他问题，如体温调节不正常、月经不规律、肌肉酸痛等。

所以，如果发现自己有这些症状，最好去医院做个检查，看看甲状腺是不是出了问题。

3. 如何判断甲状腺功能有没有问题?

想要知道甲状腺功能是否正常，医生会使用多种方法来检查。

首先，医生会询问患者有没有一些症状，如体重突然变轻或变重、心跳快或慢、皮肤或头发变得与平时不一样、消化不好、情绪不稳定或记忆力变差等。这些症状可能都与甲状腺功能异常有关。

其次，医生会用手检查一下甲状腺。医生会检查甲状腺有没有变大、有没有小肿块，或者有没有其他异常。同时，医生还会检查心率、血压和体温，看看这些指标是否正常。

再次，医生可能还会让患者验血，做个甲状腺功能检测。这个检查主要是看看 TSH（促甲状腺激素）、TT_3（三碘甲状腺原氨酸）和 TT_4（四碘甲状腺原氨酸）这些指标是否正常。通过检查，医生就能大概知道甲状腺是在努力工作，还是偷懒了。

有时候，医生可能还会建议做个甲状腺超声检查。这个检查就像是给甲状腺拍"照片"，用超声波来观察它的结构和形态，看看有没有什么异常的地方。

最后，如果医生觉得还需要进一步检查，可能会让患者做个核医学扫描。这个检查就像是给甲状腺"做个追踪"，通过注射一些特殊的药物，再用机器来追踪这些药物，看甲状腺是不是过度活跃或者有其他问题。

通过这些检查，医生就能更准确地判断甲状腺功能是否正常，然后给出相应的治疗建议。

4. 甲状腺验血的主要指标异常代表什么？

甲状腺功能的检查通常会看这七项指标，帮助医生了解甲状腺的健康状况。

TSH 是垂体分泌的一种激素，它的作用就像是甲状腺的"指挥官"，告诉甲状腺要生产多少 T_3 和 T_4。如果甲状腺工作得不好，垂体就会多分泌 TSH 来督促它；如果甲状腺太活跃了，垂体就会少分泌 TSH 来让它工作慢下来。

TT_3（三碘甲状腺原氨酸）、TT_4（四碘甲状腺原氨酸）、FT_4（游离四碘甲状腺原氨酸）和 FT_3（游离三碘甲状腺原氨酸）这四个指标就像是甲状腺的"成绩单"，反映了甲状腺激素的水平。如果这些激素太多了，说明甲状腺太活跃了，身体的代谢就会加快，就像开了加速器一样；如果这些激素太少了，说明甲状腺不够活跃，身体的代谢就会变慢，就像踩了刹车一样。

TPO-Ab（甲状腺过氧化物酶抗体）是一种自身抗体，它会攻击甲状腺过氧化物酶，意味着甲状腺出现了自身防御反应，导致慢性炎症的产生。TgAb（甲状腺球蛋白抗体）也是一种自身抗体，它会降低血清 Tg 的检测值，通常与早期甲状腺慢性炎症相关性更高。

最后，TRAb（促甲状腺激素受体抗体）是诊断甲亢的重要指标，它可以分为三种不同的类型。其中的 TSAb（甲状腺刺激抗体）会让甲状腺过度活跃，导致毒性弥漫性甲状腺肿。

　　除了这些与甲状腺功能相关的指标，还有一些与甲状腺肿瘤相关的指标，如降钙素（CT）和癌胚抗原（CEA）。如果这两项指标升高了，就需要警惕甲状腺髓样癌的可能性。

　　通过检查这些指标，医生就能更准确地了解甲状腺的功能状况，给出相应的诊断和治疗建议。

第二章

认识甲状腺结节

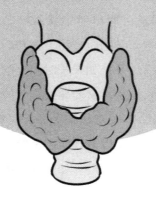

一、甲状腺结节流行病学

1. 这么多的甲状腺结节被发现，是发病率升高了吗？

近年来，甲状腺结节好像变得越来越常见了。2020 年，有一个研究统计了从 2005 年至 2015 年甲状腺结节在中国的发病情况，发现每五个成年人中，就有一个人的甲状腺里有超过 5mm 的结节。这让我们不禁好奇，甲状腺结节的发病率是不是真的在升高呢？

其实，原因可能有很多。首先，超声技术越来越先进，医生可以更容易发现那些很小的结节。

其次，现在大家都更关心自己的健康了，很多人会选择定期体检，希望能早点发现可能存在的健康问题。这种健康意识的提高也让更多的人主动去做甲状腺检查，所以发现的结节也就更多了。

最后，环境因素可能也对甲状腺结节的发病率有影响。比如，生活中的一些化学物质、污染物和药物等，都有可能和甲状腺结节的形成有关系。如果长时间接触这些物质，甲状腺组织就可能发生异常增生，从而导致结节的发生。

所以，甲状腺结节的发病率上升，可能是因为医学技术进步、大家健康意识提高以及环境因素等多种原因综合作用的结果。不过，大家也别太担心，如果发现甲状腺结节，及时去看医生，一般都能得到很好的建议。

2. 哪些人容易长甲状腺结节？

有些因素可能会让甲状腺结节的发病风险变高，但并不是说每个人在这些情况下都会得病。

首先，年龄是个很重要的因素。随着人体慢慢衰老，甲状腺组织可能会变得不太稳定，更容易长出结节。

其次，性别也和甲状腺结节有关系。一般来说，女性比男性更容易得甲状腺结节。这可能是因为女性体内的激素水平会在一些特殊时期，如怀孕、经期和更年期发生变化，这些变化可能会影响甲状腺结节的形成。

再次，遗传因素也不能忽视。如果一个人的家族里有人得过甲状腺疾病，特别是甲状腺结节，那就要小心了，这个人可能比别人更容易得这个病。

另外，碘的摄入量也很关键。碘是人体需要的元素，但摄入太多或太少都不好。有的人可能觉得多吃碘或不吃碘就能预防甲状腺疾病，其实不是这样的，适量的碘摄入才是最好的。如果摄入过多，甲状腺组织可能会异常增生，导致结节发生；而摄入不足则可能导致甲状腺肿大，长期缺碘也可能导致结节发生。

最后，放射线也是一个需要注意的因素。甲状腺对放射线比较敏感，如果长时间接触放射线或受到高剂量的辐射，比如，在医学影像检查或某些特殊的工作环境中，都可能增加得甲状腺结节的发生风险。不过，常用的电脑、手机等家用电器发出的辐射是电磁辐射，目前并没有证据显示它们会增加患甲状腺疾病的风险。

总的来说，虽然这些因素可能会增加甲状腺长结节的风险，但只要注意调整生活方式，避免长时间接触放射线，适量摄入碘，就能降低风险。

3. 甲状腺恶性肿瘤的发病率高吗?

2022 年，中国国家癌症中心发布的数据显示，甲状腺癌发病率位列男性恶性肿瘤的第七位，女性恶性肿瘤的第三位，为什么女性更容易得甲状腺癌呢? 其中一个原因可能是与女性体内的激素水平变化有关。

除了性别，年龄也是一个重要的因素。研究发现，随着年龄的增长，得甲状腺癌的可能性也会慢慢增加。在我国的相关统计中，40 ~ 59 岁的人群是最容易得甲状腺癌的，差不多占甲状腺发病人群的半数。

遗传也可能影响甲状腺癌的发病率。如果一个人家里有人得过甲状腺癌，那么这个人得这病的概率可能会比别人高一些。

此外，不同地方人群的甲状腺癌发病率也不一样。比如，在一些碘缺乏的地方或者碘过量的沿海地区，都可能导致甲状腺出问题，从而增加得甲状腺癌的风险。

总的来说，虽然甲状腺癌的发病率相对较低，但在某些特定情况下，如生活在碘缺乏地区、女性、年纪较大的人以及家族中有遗传倾向的人，得甲状腺癌的概率可能会稍微高一些。

4. 甲状腺恶性肿瘤对寿命有影响吗?

国家癌症中心发布的报告显示，2016 年中国甲状腺癌的死亡率其实并不高，男性为 0.29/10 万，女性为 0.45/10 万。这意味着，每 10 万名男性中，大约只有 0.29 人会因甲状腺癌去世; 而在女性中，这个数字是 0.45。

甲状腺癌其实有好几种类型，其中最常见的是乳头状和滤泡状甲状腺癌，它们占了甲状腺癌的绝大部分。这两种类型的癌症通常生长得比较慢，较少扩散到其他部位，所以治疗效果通常比较好。但是，也有髓样癌和未分化癌这两种类型，它们就比较麻烦，更容易扩散，也更难治疗。

另外，甲状腺癌的严重程度也会影响生存率。如果肿瘤比较大，侵犯范围很广，或者淋巴结转移得很多，病情就会更严重，生存率就会低一些。相反，如果肿瘤小，没有大范围侵犯和淋巴结转移，生存率就会高一些。

年龄也是一个影响因素。通常年轻患者身体状况好，对治疗的反应也好，所以生存率会高一些。而老年患者因为身体机能下降，治疗的难度和风险都会增加，生存率可能会低一些。

那么，随着甲状腺结节发病率的增加，甲状腺癌的死亡率会升高吗？一篇 2020 年的文章报道称，从 2005 年至 2015年，中国的甲状腺癌死亡率并没有明显增长。尽管如此，大家还是要了解癌症的类型和严重程度，以及关注患者的年龄，这样才能更好地提高甲状腺癌患者的生存质量。

二、甲状腺结节发病因素

1. 甲状腺结节 / 癌会遗传吗？

首先，大家要明白一个事儿，那就是甲状腺结节和甲状腺癌并不是直接遗传的。确实，有些人的基因里可能有一些特殊的变化，或者他们的家族里有人得过这些病，这样他们得病的可能性就会稍微大一些，但这并不意味着一定会得病。

另外，有时候一个家族里会有好几个人得甲状腺结节或甲状腺癌，这可能是因为这个家族的人生活习惯和环境比较相似，也可能增加得病的风险。

所以，虽然基因和环境都可能影响患甲状腺结节或甲状腺癌的风险，但并不意味着一定会得病。

2. 甲状腺结节患者有什么忌口的吗？

平时的饮食习惯跟甲状腺结节的发生可能有一定关系。

首先，有些食物含碘比较多，如紫菜、海带、海鲜等，大量碘摄入可能会导致结节生长，不要过量吃。十字花科的食物中有一种物质能够影响碘的吸收，吃得比较多了，时间长了，碘摄入不足，容易诱发甲状腺肿。但要大量服用才会起到这个作用，目前食物结构多样化，一般不会吃这么多十字花科的食物，只是一些本身就有甲状腺疾病的患者，适量吃即可。

那吃什么好呢？富含维生素 C 的水果和蔬菜是个好选择，如橙子、草莓、菠菜等。还有富含蛋白质的食物，如鸡蛋、瘦肉、牛奶，也能帮助增强免疫力，让身体更健康。

3. 长期吃含碘盐，会不会更容易长甲状腺结节呢？

碘是甲状腺制造激素时需要的元素，所以摄入适量的碘对甲状腺健康很关键。

在我们国家，为了让人们都能摄入足够的碘，在食盐里加了碘。如果碘不够，甲状腺就容易长结节。

但是，碘吃多了会不会有问题呢？学者们还在研究。有些研究说碘吃多了和甲状腺结节、甲状腺癌没关系，但有些研究又说，碘吃多了确实可能会增加甲状腺结节的风险，但这个关系并不是简单的直线关系，而是一个"U"形曲线。当尿里的碘超过某个数值时，风险就会增加。

所以，吃不吃含碘盐，要看自己的情况。如果住的地方水里含碘很多，或者经常吃很多含碘的食物，那就可以少吃点含碘盐。甲亢患者因为身体对碘的利用能力强，也需要少摄入碘。但大部分人还是推荐吃含碘盐，这样碘的摄入量才能刚刚好。

总的来说，含碘盐对甲状腺有好处，但也不能吃太多。要根据自己的情况来决定吃不吃。

4. 工作劳累和心理压力，会不会更容易长结节呢？

虽然每天忙碌的工作和偶尔的小情绪可能并不会直接导致长出甲状腺结节，但它们可能和结节的形成有一点关系。

想象一下，工作太忙或者心情不太好可能会让免疫系统变得不那么强大，不能很好地找出和消灭那些不正常的细胞，这样长结节的概率就大了。而且，这些不好的情绪和劳累还可能让内分泌系统紊乱，或者甲状腺激素的分泌不正常，也可能导致长出结节来。

还有，工作太忙、心情差还可能让部分人运动少，变得肥胖，这些习惯也会让长结节的风险变大。

总之，合理安排工作和休息时间，关注自己的心情，再配上健康的生活方式，就可能降低长结节的风险。

5. 肺结节、乳腺结节和甲状腺结节有关系吗？

乳腺结节、肺结节和甲状腺结节，这三个听起来很专业的名词，都和健康息息相关。

首先，乳腺结节和甲状腺结节之间的关系，目前科学家们还在争论这个问题，但越来越多的研究认为，它们之间可能有些关联。有些因素，如遗传、环境和激素等，可能同时影响这两个部位。例如，PTEN 基因（第 10 号染色体上缺失与张力蛋白同源的磷酸酶基因）是一种肿瘤抑制基因，当这个基因发生突变时，女性患甲状腺癌和乳腺癌的风险可能会增加。另外，甲状腺和乳腺在结构和功能上也有一些相似的地方，它们都会吸收碘来储存，并且都受到身体里一个叫做下丘脑–垂体轴的系统的调节。当甲状腺激素或雌激素水平不正常时，乳腺和甲状腺就可能会同时出现结节。还有，生活中的一些不利因素，如接触放射线或有害物质，也可能增加结节的发生概率。

其次，说说肺结节和甲状腺结节的关系。目前的研究并没有直接证据证明它们之间有直接的因果关系。需要注意的是，肺部是甲状腺癌容易转移的器官，所以有时候肺部出现的结节可能是甲状腺癌转移过来的。不过这种情况非常少见，大多数情况下，甲状腺结节和肺结节是各自独立的病变。

总的来说，关于乳腺结节、肺结节和甲状腺结节之间的关系，还需要更多的研究来深入了解。但是，可以采取一些措施来预防和发现这些结节。比如，保持健康的生活方式，尽量避免接触不利的环境因素，还有定期进行体检和筛查，都是非常重要的。

6. 甲状腺结节与甲状腺功能异常有关系吗?

大部分情况下，甲状腺结节对甲状腺功能是没有影响的，也就是说它不会影响到身体里的甲状腺激素的产生和分泌。但是，也有一种特殊的情况，那就是自主性高功能性甲状腺腺瘤。这种腺瘤有个特别之处，它能自己分泌甲状腺激素，这样一来，就可能导致甲状腺激素过多，从而引发甲状腺功能亢进症。所以，虽然大部分时候甲状腺结节不会带来问题，但也要小心这种特殊情况。

第三章

了解甲状腺超声检查

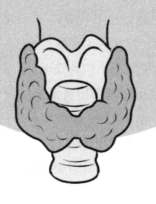

一、甲状腺超声检查简介

1. 甲状腺超声检查前有什么要注意的?

甲状腺超声检查是一种非常安全、无痛且没有伤口的检查，就像给甲状腺照个相，看看它的形状、结构有没有什么问题。它常被用来检查甲状腺里有没有长结节或其他问题，一般来说，任何人都可以做这个检查，没有什么特别的限制。

在准备做甲状腺超声检查前，有几个事项需要注意一下：

首先，吃饭问题。通常做这个检查不需要空腹，也就是说可以正常吃饭，不需要特意饿着肚子。

其次，如果有甲状腺方面的病史，如做过甲状腺手术、接受过碘 –131 治疗或药物治疗等，最好提前告诉医生。这样医生就能更准确地了解患者的甲状腺情况，做出更准确的判断。

最后，如果之前做过甲状腺超声、CT 等检查，记得把检查结果的报告带上。这样医生在做检查时，就能参考之前的报告，更全面地评估甲状腺疾病的变化。

总的来说，甲状腺超声检查既简单又安全，只需要稍微注意一下上面提到的小事项，就能顺利进行了。

2. 如何进行甲状腺超声检查?

首先，检查时，被检查者需要平躺在检查床上，脖子稍微往上抬一下，让医生检查得更清楚。检查的时候，最好不要穿高领的衣服，也不要戴项链，这样更方便医生操作。医生可能会调整一下患者头或脖子的位置，这样能得到更清晰的图像。

接下来，医生会在患者颈部涂上一层透明的凝胶，这个凝胶能让超声探头更好地贴在皮肤上，让图像更清晰。这个凝胶对皮肤没有刺激，擦完也不会留下痕迹。

然后，医生会用超声探头在患者脖子上轻轻按一按，移一移，从不同的角度和方向看甲状腺。这个检查不痛，大多数人都能轻松完成。检查的时候，尽量放松脖子，不要说话，保持平稳呼吸。

检查结束后，医生会仔细查看图像，然后写一份报告。在报告中，医生可能会解释一下甲状腺有没有问题，接下来该怎么办。

总的来说，甲状腺超声是一种简单、安全、无痛的检查，只要按照医生的指示做，就能顺利完成检查。

二、甲状腺结节超声描述词

（一）结节部位

1. 甲状腺结节的位置与良恶性有关吗?

甲状腺结节的位置和它是好是坏，确实有一定的关系，但这并不是绝对的。

首先，来说说甲状腺锥状叶。它通常是和峡部相连的，有时候也会和左、右叶相连。虽然锥状叶发生甲状腺癌的情况比较少见，但也有报道说，做手术的时候发现锥状叶的恶性肿瘤概率为 2%。所以，在做手术的时候，医生会特别关注结节的位置。

再来说说甲状腺髓样癌。这种癌症主要来源于滤泡旁细胞（又称 C 细胞），而这些细胞大多在甲状腺的上极和中极。所以，甲状腺髓样癌在上、中极比较常见。但记住，这也不是绝对的，因为良性结节在任何位置都有可能发生。

虽然结节的位置可以提供一些线索，但不能单凭这个来确定结节是好是坏。因为还有很多其他因素要考虑，如结节的大小、手感、超声图像上的特点、血流情况等。只有综合考虑了所有这些因素，医生才能更准确地判断结节的性质。

2. 吞咽不舒服和甲状腺结节有关吗？

有时候，有人吞咽食物的时候可能会觉得不太舒服，这可能是因为甲状腺里长了一些结节。这些结节如果长得比较大，又靠近食管、气管这些地方，就可能会感觉吃东西有点噎住。特别是当结节长到了胸骨后面，还包住了食管，那么食道就会变窄，食物就难以通过了。

但是，如果甲状腺功能不正常，即使没有结节，整个甲状腺也可能会肿大，压迫到周围的组织，同样会让人在吞咽时觉得有异物感。

其实，吞咽不舒服并不一定就是甲状腺的问题。有时候，会厌部长囊肿、咽喉部有占位病变、胃食管反流或者食管里长了东西，都可能会让人在吞咽时觉得不舒服。

所以，如果经常有这种感觉，不要马上就觉得是甲状腺的问题。可以先去医院做个甲状腺的超声检查，如果没问题，那就需要做其他的检查，如喉镜、胃镜等，来看看到底是什么原因。

3. 声音变哑和甲状腺结节有关吗?

语言是人们日常交流的重要工具，但有时候，有些人可能会发现自己的声音变得不太一样了。这背后，其实有很多可能的原因。

首先要知道，声音是怎么产生的。声音是由声带振动产生的，而这个振动是由喉返神经来控制的。但是，当甲状腺结节长得太大或者侵袭性强时，它们可能会挤压到声带或者侵犯喉返神经，让声音变得沙哑，有时候甚至声音变得很微弱。

但声音变化并不仅仅是甲状腺结节的问题。有时候，咽喉部位的一些疾病，或者是因为感冒等引起的上呼吸道感染，都可能影响到声带，让声音听起来不一样。

另外，有些人可能刚刚做过颈部手术，手术后那片区域可能会有点水肿或者积液。这也会挤压到神经，或者让神经因为受到牵拉和水肿而受到影响，导致声音变得沙哑。

所以，当发现自己的声音变哑时，别急着下结论说是甲状腺结节的问题。回想一下自己过去的病史，再结合医生的建议，做一个全面的检查，这样才能找到真正的原因，然后有针对性地进行治疗。

4. 超声发现结节位置和大小跟之前不一样了是什么原因?

很多人会定期做超声检查来观察自己的甲状腺结节。但是，有时候大家会发现，这次检查的结果和上次好像不太一样，结节的位置和大小都有些变化。这是怎么回事呢？其实，原因有很多：

首先，结节在甲状腺内可能会自然生长。良性结节的大小可能随时间慢慢增大，但是当结节出血时，结节可能会迅速变大。恶性结节的生长速度可慢可快，例如，甲状腺乳头状癌可能会进展缓慢，但是甲状腺内淋巴瘤、甲状腺髓样癌、甲状腺未分化癌等则可能会迅速生长。因此几次超声检查中结节大小会和之前有所差异，而结节的位置也会发生一定变化，例如，原来局限于甲状腺上极的结节可能增大到位于甲状腺上极和中部。

其次，结节里面的成分也可能会有变化。比如，原本是实性的结节可能会因为里面积聚了液体或者出血而变大；相反，有些含有液体的结节可能会因为液体被吸收而变小。这些变化都会影响超声检查结果。

还有，超声检查结果可能会受到技术因素和医生的手法影响。不同的医生、不同的设备，或者检查时的条件不一样，都可能会导致测量结果有些差异。

另外，患者在检查时头部的偏转程度也会影响到结节的位置。如果两次检查时头部的位置稍微有些不同，那么结节在超声图像上的位置可能就会有所不同。

最后，不同的医生解读超声图像的方式和标准也可能不一样，这也会导致对结节大小和位置的判断存在一定的差异。

所以，当发现超声检查结果有变化时，不要太过担心。

可以和医生多沟通，了解这些变化的可能原因，以及下一步应该怎么做。

5. 贴着甲状腺包膜长的结节有什么风险?

甲状腺结节有时候会长在甲状腺的表面，也就是紧紧贴着甲状腺的外包膜。这种位置可能会带来一些风险，所以需要特别注意。

首先，如果这个结节是恶性的，它可能会更容易突破外包膜，向周围扩散，如淋巴结或者其他部位。这样一来，病情就可能变得更严重，治疗起来也会更麻烦。

其次，如果结节慢慢变大，它可能会挤压到旁边的组织和器官，就会觉得不舒服。比如，可能会觉得吞咽困难，或者声音变得沙哑，甚至有时候会觉得呼吸困难。

所以，如果发现自己的甲状腺结节是这样的情况，建议及时去找医生进行评估和治疗。医生会通过检查和病理分析来判断结节的性质，然后给出最适合的管理方案。

（二）结节数目

1. 甲状腺多发结节的风险会更高吗?

有些人甲状腺里会长很多结节，即使是良性结节并已经做过甲状腺部分切除手术了，但术后还是会长新的结节。其实，如果这些结节是良性的，如结节性甲状腺肿，或者青少年甲状腺里的多发囊肿，大多数情况下并不会直接威胁到健康。当然，有时候这些结节多了也可能会带来一些不舒服，如颈部不舒服，或者呼吸困难、吞咽困难等压迫症状，有时候还会引起外观不好看。

不过，如果甲状腺里长的是恶性肿瘤，而且还长了好几个，那情况就不太好了。这样的患者发生淋巴结转移或者肿瘤扩散到其他部位的风险会比只有一个恶性肿瘤的患者要高。有些甲状腺恶性肿瘤的患者在随访观察期间，可能还会发现新的恶性病灶，这时候可能就需要干预了，来控制肿瘤的进一步发展。

2. 甲状腺多发结节是不是一定要切除?

当听到"甲状腺多发结节"这个词时，很多人可能会感到恐慌，问是否需要进行手术切除。但实际上，并非所有的甲状腺多发结节都需要手术治疗。

首先，需要确定甲状腺多发结节中是否存在可疑的恶性结节。对于多发可疑恶性结节，通常建议先进行细针穿刺明确良恶性，如果是多发恶性结节，通常建议患者进行手术切除。

其次，甲状腺多发结节的大小和数量也是考虑是否进行手术切除的重要因素。如果结节较小、数量有限，且没有其他症状或异常结果，通常建议患者定期进行超声检查来监测结节的变化。

如果甲状腺多发结节引起颈部不适、呼吸困难、吞咽困难或其他压迫症状，特别是在结节过大或位置特殊的情况下，可能需要对患侧甲状腺进行手术切除。这样可以减轻症状并改善患者的生活质量。有些人可能会疑问，如果双侧甲状腺内都有多发结节，但是只有单侧有明显症状，是否需要进行双侧甲状腺切除术？一般情况下，为了保留甲状腺功能，建议只切除有明显症状的单侧甲状腺。

有些甲状腺多发结节可能导致甲状腺功能亢进或减退。如果结节引起明显的甲状腺功能异常，医生可能会建议进行手术切除或其他治疗方法来调整甲状腺功能。

最后，患者的个体情况也会对决定是否进行手术切除产生影响，需要综合考虑患者年龄、意愿以及是否存在其他严重的甲状腺疾病等因素。

（三）结节大小

1. 甲状腺结节的大小有什么意义吗?

说到结节的大小，其实就像测量一个物体的长宽高那样。在医学的超声检查里，医生也会给结节测量尺寸，看看它在上下、前后和左右三个方向上的尺寸。然后，在以后的检查中，医生主要会对比最大的结节径线，这样就能知道结节有没有变化。

那么，结节的大小有什么意义呢?

首先，它可以帮助判断要不要进行穿刺检查。穿刺检查是用一根细针去取一点结节里的组织来化验。如果结节比较大，或者超声检查看起来比较可疑，医生可能就会建议做穿刺检查。

其次，结节的大小也是判断肿瘤严重程度的一个标准。对于甲状腺肿瘤来说，如果结节直径 <2cm，那就是 T_1 期，其中最大径 <1cm 的，就叫它微小结节；直径 2 ~ 4cm 就是 T_2 期；如果直径 >4cm，那就是 T_3 期。

最后，还可以通过观察结节大小的变化来了解病情的发展。有时候，因为炎症、囊内出血或者囊性成分的吸收等情况，结节的大小可能会发生变化。

2. 多大的结节才需要治疗？

当发现甲状腺有结节时，首先要弄清楚这个结节是良性还是恶性。医生会通过超声检查、细针穿刺活检、基因检测等方法来帮助诊断，并根据结果决定是否需要治疗。

如果结节是良性的，那可以先不用急着治疗。但如果结节长得太大，感觉脖子不舒服、呼吸困难、吃东西吞咽困难，或者它长的位置比较特殊，如在胸骨后面，那可能就需要治疗了。另外，如果结节不大，但长得特别快，那医生也会建议密切关注，看看需不需要治疗。还有的时候，虽然结节没有引起什么不舒服的症状，但患者觉得它影响了外观，那也可以考虑治疗。

如果结节是恶性的，也就是说是癌症，那就需要小心了。像甲状腺乳头状癌这种癌症，进展比较慢，所以当结节还比较小的时候，可以选择先观察或者消融治疗。但如果结节长得比较大，那就可能需要手术切除了。

最后，医生在决定治疗方案的时候，还会考虑患者的年龄、有没有其他严重的疾病，以及患者自己的意愿。

3. 甲状腺结节长大了，淋巴结会出现问题吗？

当甲状腺结节是良性时，不用担心，这个结节变大通常不会引起淋巴结的问题。淋巴结就像身体里的"小哨兵"，良性结节一般不会让它们紧张。

但如果是甲状腺恶性肿瘤，情况就有些不同了。恶性肿瘤可能会出现淋巴结转移，而且，对于甲状腺癌来说，大的肿瘤比小的肿瘤更容易出现淋巴结转移。所以，如果选择观察恶性结节，那么随着结节的长大，就要更加注意淋巴结的情况，看看它们有没有发生不好的变化。

总的来说，良性结节通常不会引起淋巴结问题，但恶性结节就要小心了，需要定期检查，密切关注淋巴结的情况，确保早发现早治疗。

（四）结节形态

1. 形态不规则是恶性的表现吗？

甲状腺结节的形态，有的看起来规则，有的看起来不规则。但是，仅凭形态是不能直接判断它是良性还是恶性的。

当看到超声图像上结节的形态不规则时，确实会有些担心，因为这可能意味着结节有恶性的风险。不过，也别太紧张，因为也有特殊情况。

有些人会遇到这样的情况，前几次超声显示结节形态规则，没什么问题，突然这次超声显示形态不规则了，这很有可能是遇到了"木乃伊"结节。以前的结节里可能有些液体成分被吸收了，使得原来像葡萄一样光滑的结节变成了皱缩的葡萄干一样，超声图像上自然看上去不规则，这并不是结节的恶变，而是结节里有些液体成分被吸收后的改变，不用过多担心。所以平时进行超声检查时，最好带上既往的检查结果，以便于医生对结节良恶性的准确判断。

还有些人可能在超声检查中发现有不规则的片状低回声区，这可能并不是真正的结节，而是甲状腺内的炎性改变，包括桥本甲状腺炎及亚急性甲状腺炎。这时候，可以结合甲状腺功能检查和之前的临床症状来做更准确的判断。

2. 圆形 / 椭圆形的结节一定是良性的吗？

大多数情况下，如果结节是圆形或椭圆形的，更有可能是良性的。不过，也有一些特殊情况，像甲状腺滤泡癌、甲状腺乳头状癌滤泡亚型和甲状腺髓样癌这些恶性结节，它们也可能呈现圆形或椭圆形的形态。所以，不能只凭结节的形状就断定它是良性还是恶性。

除了形状，医生还会考虑很多其他因素来判断结节的性质。如结节的大小、超声图像上的回声分布、有没有钙化等。同时，他们还会查看甲状腺的功能指标和患者的症状。综合这些因素，医生才能更准确地判断结节的性质。

（五）结节纵横比

1. 结节的垂直位生长是什么意思？

很多人在拿到超声检查报告时，可能会看到"结节垂直位生长"或者"纵横比大于1"这样的描述，有时医生也会说结节是"竖着长"的。这可能会让大家感到困惑，不知道这是什么意思。

其实，纵横比大于1或者结节垂直位生长，是描述结节在甲状腺内的生长方向，就是指结节的前后径增大。想象一下，如果结节是"躺着"的，那它的上下径或左右径就会比它的前后径大，这就是纵横比小于 1 的情况。但如果结节是"站着"的，那它的前后径就会比它的左右径和上下径大，这就是纵横比大于 1，也就是垂直位生长的情况。

所以，如果看到这样的描述，不用太过担心。这只是医生用来描述结节形态的一种方式，他们会结合其他信息来做出进一步的诊断。

2. 垂直位生长与良恶性有关系吗？

甲状腺结节在超声图像上有时会有不同的生长方向，其中一种就是垂直位生长。这种生长方式有时可能是结节有恶性风险的一个提示，但这并不是说只要结节垂直生长就一定是恶性的。对于小的结节，这种生长方式可能更重要一些，但对于大的结节，这个特点对判断良恶性可能就没那么重要了。

重要的是，很多良性的结节也可能表现出垂直生长的样子，所以并不是只有恶性的结节才会这样长。举个例子，有一种叫作"木乃伊"的结节，在超声图像上看也可能是垂直生长的，但它实际上是良性的。

那么，怎么判断结节是不是恶性的呢？医生其实会看很多方面的信息，如结节的其他超声特征、甲状腺功能检查的结果，还有患者的症状等。综合考虑这些信息，医生才能更准确地判断结节的性质，并决定接下来怎么治疗。

（六）结节边界

1. 边界不清楚 / 模糊一定是恶性结节吗？

大家有时候看到超声检查报告上说"边界模糊"，可能会有点担心。但其实，边界模糊并不一定就是坏事。

边界模糊，就是说结节的边缘不太清楚，和周围的甲状腺组织混合在一起，不容易分开。一般来说，良性的结节边缘会比较清楚、光滑。但是，恶性肿瘤可能会长到周围的组织里，所以有时候边界模糊会被看作是恶性结节的一个特点。

不过也别太紧张，边界模糊并不一定就意味着结节是恶性的。有时候，炎症也可能会导致结节的边界变得模糊。

所以，不能只凭边界是否模糊来判断结节的好坏。医生在判断结节性质的时候，还会考虑很多其他因素，如结节的位置、结构、回声、钙化和血流情况等。

2. 边界清楚一定是良性结节吗？

有些人可能认为，如果甲状腺结节的边界很清晰，那就一定是良性的，其实这个想法并不完全准确。

虽然在检查时，通常会发现良性的甲状腺结节与周围的甲状腺组织有明显的界限，但这只是判断结节性质的一个方面。换句话说，边界清晰只是其中的一个线索，它并不能单独决定结节的性质。

实际上，除了边界清晰度之外，医生还会看结节的形状、里面有没有钙化、回声如何，以及血流情况等因素。只有综合考虑了这些因素，才能更准确地判断结节是不是良性的。

所以，如果听到医生说甲状腺结节边界清晰，并不意味着一定是良性，还需要进一步综合评估才能给出判断。

（七）结节内部回声

1. 如何理解结节内部的不同回声？

回声是超声波在人体组织里反射回来的声波信号。在甲状腺超声检查中，根据结节的结构和组织密度，结节会呈现出不同的回声。一般来说，主要包括极低回声、低回声、等回声、高回声和强回声。

（1）极低回声：结节的回声比颈部周围的肌肉还低。这种回声在恶性结节中比较常见，所以需要进一步检查。

（2）低回声：结节的回声比周围的甲状腺组织低。大部分结节都是低回声的，需要医生进一步评估。

（3）等回声：结节的回声和周围的甲状腺组织差不多。这种结节大部分是良性的，但也有一小部分是恶性的，如滤泡性甲状腺癌。

（4）高回声：结节的回声比周围的甲状腺组织高。这种结节是良性的可能性比较大。

（5）强回声：一般是指结节内的钙化回声，包括点状强回声、粗大强回声和周边强回声，与判断结节良恶性有一定关系。

2. 哪种类型的回声需要引起关注？

甲状腺超声检查时，医生会通过观察结节的回声来初步判断它的良恶性。但这里要提醒大家，回声只是其中的一个特征，不能单凭它来确定结节是良性还是恶性。

首先是极低回声。如果结节是极低回声，那么在恶性结节中这种情况是比较常见的。所以，当医生看到这种回声时，会特别留意并建议进一步检查。

其次是低回声。虽然大部分的低回声结节是良性的，但也不能因此就断定它是好的。医生还需要看看结节的大小、形状，以及里面的血流情况等因素，来综合判断。

最后是点状强回声。在囊性结节中，这种回声通常是良性的。但如果是实性结节中有这种回声，那可能是微小的钙化，这在恶性结节中比较常见。

不过，大家也别太紧张。因为单独的回声异常并不能确定结节的良恶性。医生在做诊断时，会综合考虑多方面因素给出判断和建议。

（八）结节结构

1. 如何理解囊性、实性、囊实性结节?

甲状腺囊性、实性和囊实性结节，听起来可能有点复杂，但其实它们就是描述了结节里面的"内容"是什么。

囊性结节，可以想象它就像一个装满液体的小球。

实性结节，它就像一个实心的小球，里面充满了固体成分。

囊实性结节，它就像是一个装了一部分液体、一部分固体的小球。

但是，不管是囊性、实性还是囊实性结节，它们本身并不能直接提示这个结节是否需要治疗。医生还需要看结节的大小、生长的速度，以及它是不是造成不舒服等，来综合判断这个结节的性质，看看需不需要进一步的治疗。

2. 为什么囊性为主的结节会忽大忽小？

为什么囊性为主的结节会忽大忽小呢？这其实是一个挺有意思的问题。

首先，囊性为主的结节就像是一个装着液体的球。有时候，这个球的内壁上的小血管可能会破裂，血管破裂后，血就会流进球里，让它迅速变大。这时候，患者可能会觉得脖子那里有点不舒服，好像有个小鼓包。

但是，过了一段时间，这个囊性结节里的血或者其他液体，可能会被身体慢慢吸收掉，结节就会慢慢变小。这种液体被完全吸收后的结节，又称为"木乃伊"结节，听起来有点神秘，其实就是指那些囊肿里的液体被吸收后的干瘪结节。

所以，囊性为主的结节会忽大忽小，可能是因为上面这些原因。

3. 什么成分与结节良恶性有关系？

什么成分与甲状腺结节的良恶性有关系呢？简单来说，就是结节里面实性的部分越多，就越可能是不好的。但是，对于实性结节，还得看看其他特点。因为结节的大小、形状、边缘、回声、钙化、血流等，都是判断良恶性的重要线索。反之，结节内部囊性成分越多，良性可能性越大，当全部为囊性成分时，则可以确诊为良性。

所以，要想准确判断结节的良恶性，要把这些特点综合考虑进去。就像是破案一样，要收集各种线索，才能找到真相。

（九）局灶性强回声

1. 甲状腺结节内出现点状强回声都是钙化吗？

微钙化是与甲状腺癌相关的一种恶性超声特征，就像是结节里的"砂粒"。当看到甲状腺结节里面有点状强回声时，可能会觉得这是不是意味着有微钙化。但是，点状强回声并不总是意味着微钙化。

微钙化就像是很多小小的砂粒聚集在一起，它通常出现在结节的实性部分。不过，除了微钙化，点状强回声还可能是其他情况。比如，在胶质囊肿中，可以看到点状强回声后面拖着像彗星尾巴一样的伪像，这其实是"浓缩胶质"引起的，它通常出现在结节的囊性部分。这种伪像其实是结节良性特征的一个重要标志。

但是，有时候超声图像上的点状强回声可能让医生感到困惑，因为它后面既没有声影，也没有彗星尾伪像，这让医生难以判断它的性质。这种情况就被称为"意义不明确的点状强回声"，它其实并不能提示结节的好坏。

所以，当看到甲状腺结节内的点状强回声时，不能简单地认为这就是钙化。需要结合其他超声特征和临床信息，甚至可能还需要做进一步的检查，才能更准确地判断结节的性质。

2. 什么样的钙化往往提示为恶性结节？

通常说甲状腺结节"钙化"了，其实是说结节里面形成了像石头一样的钙沉积物。大部分的钙化是良性的。不过，有几种情况是需要特别留意的：

首先，"微钙化"看起来就像一堆小小的砂粒。这种钙化有时候跟甲状腺癌有密切关系，所以如果结节里有这种钙化，可能就需要再去做一些检查。

其次，"粗大钙化"就是结节里有很多聚在一起的大块钙化。这种钙化可能会让肿块里的情况变得不太清楚，这种情况下，医生可能会建议患者做更多的检查来确认。

再次，还有一种叫"周边钙化"，就是钙化出现在甲状腺的边缘，形状像蛋壳一样。如果"蛋壳"是完整的，那多半就是良性的；但如果"蛋壳"破了，那就得警惕可能是恶性肿瘤了。

最后，还有"混合性钙化"，就是结节里既有粗钙化又有微钙化，这种情况也可能跟恶性肿瘤有关。

3. 粗钙化 / 蛋壳样钙化一定提示良性结节吗?

当听到医生说甲状腺检查中有"粗钙化"或"蛋壳样钙化"时，可能会觉得这是个好消息，觉得应该没什么大问题。但其实，事情并不是那么简单。

虽然很多时候这种钙化是良性的，但也不能就此放松警惕。因为有时候，这种钙化可能与恶性肿瘤有关系。特别是当粗钙化还跟微钙化混合在一起，或者蛋壳样钙化不完整的时候，就要特别小心了。根据研究，这种类型的钙化有时候恶性的可能性还挺高的。

当然，现在还不能确定这种钙化跟恶性肿瘤有直接的关系。但为了保险起见，如果在检查中发现了这种钙化，最好还是去找医生咨询一下，看看需不需要做进一步的检查。

所以，别听到"粗钙化"或"蛋壳样钙化"就觉得万事大吉了，还是得认真对待，听听医生的建议。

4. 甲状腺钙化一定都发生在结节里吗？

当说到甲状腺钙化，可能很多人会想当然地认为它一定和结节有关。但实际上，钙化并不总是长在结节里面。钙化，简单来说，就是甲状腺里出现了钙的沉积物。这些沉积物有时候会在结节内部形成，但也有可能出现在甲状腺的其他地方。

当钙化出现在结节内部时，就像是结节里的"小石头"，比较容易被发现。

但有时候，钙化也可能出现在结节外面，也就是说，它们并不与任何特定的结节有关。这些钙化物质就像是散在甲状腺组织里的"小石头"，可能只是甲状腺的自然变化。有时候，像桥本甲状腺炎、结节性甲状腺肿这样的疾病，也可能导致结节外的钙化。更需要注意的是，当甲状腺恶性肿瘤细胞扩散并侵犯到周围的甲状腺组织时，可能会出现一种叫作"弥漫硬化型甲状腺癌"的情况，这时甲状腺内可能会有很多散在的钙化点。

（十）结节血流

1. 结节的血流分布与良恶性有关吗？

甲状腺结节需要血液来滋养它继续生长。那怎么看结节的血流呢？可以通过彩色多普勒超声，看到血流分布、流速和方向。这样，会发现不同的血液供应模式，包括边缘血供、内部血供和混合血供。

边缘血供，主要是给结节的边缘输送养分，这种血供模式在恶性结节中更为常见，而在良性结节中则相对较少。内部血供，是指结节的中心部分得到更多的血液供应，这种血供模式在良性和恶性结节中都可能出现。混合血供，则是结节边缘和中心都有血液供应，这种血供模式也不能直接判断结节的良恶性。

有趣的是，那些微小的甲状腺癌（<1cm），往往血流不多。因此现在医生已经不再通过血流来判断结节的良恶性了，因为血流这一判断标准的准确性并不高。

2. 血供丰富的结节会生长比较快吗？

当谈论甲状腺结节的生长速度时，血流信号就像是一个重要的"指示器"。可以想象血流就像是结节的"食物传送带"，它帮助结节获取养分，让它能够生长。

如果血流信号很少或者几乎没有，那就像结节没有吃到足够的食物一样，它的生长速度就会比较慢。甚至有时候，结节可能在很长一段时间里都不会变大，甚至有可能变小。

但是，如果血流信号变得很多，就像是给结节提供了大餐，它就会因为得到了足够的养分而迅速生长。所以，当在超声检查中看到血流很多的结节时，就需要小心它可能会越长越大。

当然，血流信号虽然是一个重要的线索，但结节的生长速度还会受到其他很多因素的影响。所以，对于每一个结节，都需要综合考虑多种因素来做出准确的判断。

（十一）超声造影

1. 超声造影有什么作用？

超声造影是一种很安全的检查方法，它不会对身体造成伤害，也没有辐射。这种方法可以用来检查甲状腺的问题。和增强 CT、增强磁共振差不多，超声造影也是通过往静脉里注射一种特殊的药水（造影剂），使得血流信号在超声图像上会看起来更清楚，这样医生能清楚地看到结节里面的小血管结构和血液的流动。

通过这个检查，医生还能判断出哪些结节可能有病变，是良性的还是恶性的。

此外，超声造影还能帮助医生决定从哪里取组织来做进一步的检查（穿刺活检），以及跟踪疾病的进展情况和评估消融疗效。

2. 造影一定可以明确结节的良恶性吗?

超声造影可以帮助明确一些结节的性质，特别是对那种囊肿内液体被吸收后改变的良性结节，它的诊断价值很高。这种结节和其他的结节不一样，里面通常没有血流。

对于那些有血流的结节，如果它们有典型的特征，如环状增强，那就可以判断是良性的。

但是，如果超声造影看不出典型的良性特征，那就比较难判断了。另外，因为仪器的分辨力有限，所以超声造影可能看不清直径 <5mm 的微小结节的血流特征。

总的来说，超声造影是一个很有用的检查方法，可以帮助更好地了解结节的情况。但是，它也不是万能的，有时候还需要结合其他的检查方法才能做出准确的诊断。

3. 在什么情况下超声造影的应用价值最大?

通过超声造影可以清楚地看到结节的大小、形状、边缘以及里面是什么成分，还能知道哪些病灶有血供，哪些没有。特别是对于那些小血管血流，可以看得更清楚。

这项技术在穿刺活检方面有很大价值。比如，要做活检时，如果甲状腺的恶性结节或转移性淋巴结内部有液化区域。这时候，用超声造影找到那些增强的实性区域，然后进行细针穿刺活检，就能提高活检的准确性。

还有，对于已经接受过消融术治疗的甲状腺结节患者，超声造影也能帮助评估消融的效果，看看结节坏死范围是不是足够。

更重要的是，超声造影还能及时发现消融后复发或者新出现的病灶。这样，就能及时进行穿刺活检，明确病变的性质，看看是否需要进行补充消融治疗。

最后，甲状腺囊肿在吸收后，看起来像是低回声、形状不规则、边界不清楚，有时候还会出现点状强回声，这称为"木乃伊"结节。有时候，医生可能会因为这些特点而认为这些结节恶性风险比较高。但用超声造影进一步检查后，就会发现它们其实只是囊肿内液体被吸收后的变化，这样就不用去做不必要的穿刺活检了。

（十二）弹性成像

1. 为什么要做弹性成像？

弹性成像就像是医生用手触摸来检查一样。但是，这个"手"更加精准，能够分辨和量化组织的软硬程度。

医生首先会用超声探头，对想要检查的地方施加一些压力，这些压力会让病灶发生一些形态的变化。

然后，弹性成像就像是一个超级敏感的记录仪，会检测这些形态的变化。通过这些检测数据，医生就能知道组织是软的还是硬的。比如，有些肿瘤会比周围的正常组织硬一些。所以，弹性成像可以帮助医生更准确地诊断疾病，为制定治疗方案提供参考。

2. 结节的软硬与良恶性有关系吗？

结节的软硬程度，其实和它是良性还是恶性有一定关系。通常，如果结节摸起来比较硬，那它可能是恶性的风险就会高一些。弹性成像技术能够帮助测量和评估结节的软硬程度。这样，医生在判断结节良恶性时，就可以多一个参考依据。

但需要注意的是，弹性成像并不能单独决定结节的良恶性。医生还需要结合其他检查和观察结果，才能更准确地判断结节的性质。

三、甲状腺结节超声风险分层（TIRADS分类）

1. TIRADS 分类是什么意思？是如何分类的？

TIRADS，即甲状腺影像报告和数据系统，是一个用于评估甲状腺结节恶性风险的标准分类系统。它就像是一个评分系统，通过对结节的特征进行评分，帮助判断结节的性质，进而决定后续的治疗方案。

那么，TIRADS 是如何进行分类的呢？其实，这个过程主要是基于超声检查的结果。医生会通过超声图像观察结节的形状、边缘、内部结构、回声和钙化等特征，并根据这些特征进行评分和分类。

TIRADS 分类将结节分为 1 类到 6 类。每个类别对应着不同的恶性风险。例如，1 类和 2 类结节通常是良性的，恶性风险非常低；而 5 类和 6 类结节则具有较高的恶性风险，需要进一步的检查和治疗。

值得注意的是，TIRADS 分类并不是绝对准确的，它只是一种辅助评估工具。因此，在得到分类结果后，还需要结合其他检查和医生的综合判断来确定结节的性质。

通过了解 TIRADS 分类的意义和分类方法，可以更好地理解和应对甲状腺结节的问题。当面临这种情况时，不要过于恐慌或盲目治疗，而是要听从医生的建议，进行必要的检查和评估。

2. TIRADS 分类有什么意义呢？

首先，它可以帮助医生决定接下来要怎么做。如果结节被归到 TIRADS 的高类别（4 类或以上），那就说明它的恶性可能是有的，类别越高，恶性可能越高。医生可能会建议进一步穿刺活检来确认。如果结节是低类别（3 类或以下），那它大概率是良性的，一般定期做超声随访就可以了。

其次，它可以避免过度治疗。对于低类别的结节，可以选择先观察，定期做超声检查，这样就不需要做一些不必要的检查和手术，减轻患者的负担和风险。

最后，TIRADS 分类系统还为医生和患者提供了一个统一的报告格式，让大家更容易看懂和比较不同结节的风险。这样，医生之间的沟通也会更顺畅，决策也会更准确。

3. TIRADS 4、5 类结节就一定是恶性的吗？

很多人可能会认为，一旦被归类为 TIRADS 4 类或 5 类，结节就一定是恶性的，但事实并非如此。

首先要明白，超声检查虽然是个强大的工具，但有时候也会"看走眼"。有些良性的结节在超声下的表现，可能会跟恶性结节很像，导致医生难以准确判断。所以，要想确切知道结节是不是恶性的，还需要做进一步的病理学检查。

其次，TIRADS 4 类结节还分为 4A、4B 和 4C 三个亚类。其中，4A 类结节的恶性风险其实只有 2% ～ 10%，也就是说，这种结节很有可能是良性的。因此，当看到结节被归为 4 类时，还需要进一步了解它是 4A、4B 还是 4C，因为这三者的恶性风险是不同的。

最后，不同的医生在看超声图像时，可能会因为经验、技术或者对图像的理解不同，而给出不同的判断。这就像是看同一个艺术品，每个人可能会有不同的解读和感受。因此，即使有了 TIRADS 分类系统，医生们的解读还是可能存在差异，这也会影响到对结节的分类和后续的治疗方案。

总的来说，不能仅凭 TIRADS 4、5 类结节就断定它是恶性的。在面对这种情况时，不要焦虑，听从医生的建议，结合其他检查和综合判断来确定结节的性质。

4. 为何不同医院和不同医生的 TIRADS 分类结果有时会不一样？

这个分类系统对于评估甲状腺结节的恶性风险很重要，但为什么有时候不同医院或医生给出的分类结果会不一样呢？其实，这背后有几个原因。

首先，每个医生都有自己的经验和专业知识。医生看超声图像时，也可能会因为个人经验和看法不同，而给出不同的分类结果。

其次，不同的医院或机构可能会采用不同的 TIRADS 分类标准。这就好比是用不同的评分标准来评判同一个学生的表现，结果自然会不一样。所以，如果去了不同的医院或机构，可能会得到不同的分类结果。

再次，超声仪器的差异也会影响分类结果。不同的仪器、不同的设置，甚至图像质量的好坏，都可能影响医生对结节特征的判断。这就像是用不同的相机拍照，拍出来的效果可能会不一样。

最后，甲状腺结节本身也有很多不同的类型，它们的大小、形状、回声等都可能不一样。所以，即使使用相同的 TIRADS 分类标准，对于不同类型的结节，医生也可能会给出不同的分类结果。

总的来说，TIRADS 分类结果受到多种因素的影响，所以要客观看待检查结果，及时跟医生进行沟通。

5. 面对不同医院和医生给出的 TIRADS 分类结果不同，该怎么办呢？

有时候会发现，不同医院或医生给出的 TIRADS 分类结果可能有些不一样。其实这种情况挺常见的，因为每个医院和医生的标准、经验都不同，他们看超声图像的方式也可能有差异。但别担心，可以采取一些方法来应对这个问题。

首先，可以多和医生聊聊，问问他们为什么给出这样的分类结果。医生们通常都很愿意解释他们的判断依据，这样患者就能更明白自己的结节风险到底有多大。

其次，如果患者对某个结果有疑惑，不妨再找个医生看看。不同的医生可能用的超声仪器不一样，给出的意见可能会不一样，综合多个意见也能帮助做出更好的决定。

最后，不管分类结果怎么样，定期去做甲状腺超声检查都是非常重要的。这样就能及时了解结节的情况，看看它有没有变化，需不需要进一步治疗。

6. TIRADS 类别高的结节可以直接手术吗？

TIRADS 分类高的结节，并不意味着一定要手术。在决定手术之前，医生通常会先给结节做个穿刺活检，看看到底是良性还是恶性的。如果穿刺活检结果显示是良性的，那一般只需要定期做超声检查就可以了。但如果结果显示是恶性的，就需要考虑进一步的处理措施了。

处理恶性结节的措施有以下几种方法：

（1）外科手术治疗，就是大家常说的"开刀"。这种方法可以比较彻底地切除结节，但手术会有疤痕，恢复得比较慢，还可能有出血、神经损伤等风险。

（2）热消融治疗，这是一种超微创的方法。医生会用射频、微波或激光来把结节"烧掉"。这种方法恢复得比较快，但也有一定出血、神经损伤的风险。

（3）主动监测。对于某些风险比较小的微小乳头状癌，医生可能会建议先观察一段时间，而不是马上手术。这样可以避免不必要的治疗，但具体适不适合，医生会根据每个人的情况仔细评估。

所以，选择哪种治疗方法并不是随便决定的。医生会根据具体情况和结节的特点，综合考虑后给出建议。

第四章

甲状腺疾病还需要做哪些检查

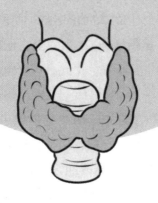

一、CT 检查

1. 什么情况下需要做甲状腺CT 检查?

大家都知道，超声是检查甲状腺结节的首选方法，但有时候医生还会建议做个 CT 检查，这是为何呢?

其实，CT 检查可以提供甲状腺和周围结构的详细图像。通过这个检查，医生可以更清楚地看到结节和气管、食管、血管、淋巴结等之间的关系。比如，结节是不是太大了，压到了气管或食管。

而且，CT 检查还能避免一些干扰因素，如骨头和含气的器官，这样检查结果就更准确了。对于那些可能已经有淋巴结转移或甲状腺外侵犯的甲状腺癌患者，CT 检查就更有必要了。

CT 检查主要有两种，一种是平扫，一种是增强。增强 CT 就是用含碘的造影剂让颈部的组织结构对比性更强，更清晰地显示出来。不过，虽然增强 CT 很安全，但还是有一些人不适合做，如对碘过敏、肾不好、甲亢、有严重心脏病的人，还有孕妇。

所以，做不做 CT 检查，医生会根据患者的症状、体征，还会参考其他检查结果，然后给出最合适的建议。

2. CT 说的甲状腺密度不均匀代表什么?

CT 诊断中有时会出现甲状腺密度不均匀的结论，这听起来可能有点复杂，但其实就是说甲状腺里面的组织或结构发生了变化。

一个常见的原因是甲状腺结节，这些结节有的是含液体的囊肿，有的是实质性的成分，甚至伴有钙化。不管是良性还是恶性的结节，都可能导致甲状腺密度不均匀。通过 CT 扫描，医生可以大致了解这些结节的大小、位置以及和周围组织的关系。

除了结节，甲状腺功能异常也可能导致甲状腺密度不均匀。比如，甲状腺功能亢进（甲亢）或甲状腺功能减退（甲减）都可能与这个问题有关。另外，甲状腺炎症也是一个不容忽视的原因，它会导致甲状腺组织肿胀，进而影响其密度分布。

所以，当 CT 扫描显示甲状腺密度不均匀时，需要进一步检查来确定具体原因。这通常包括做甲状腺超声、检查甲状腺功能，甚至可能需要做穿刺活检来确定结节的性质。

二、 核医学检查

1. 什么是"冷结节"和"热结节"？

甲状腺核素显像，简单来说，这个技术就是让患者口服一种含有放射性的显像剂，然后用特殊的机器对甲状腺进行扫描，看看结节里放射性核素的分布情况。

在检查报告里，大家可能会看到"冷结节"和"热结节"这样的描述。冷结节就是说结节里的放射性核素分布比周围正常的甲状腺组织少，或者是几乎没有。这种情况常见于非自主功能性的甲状腺腺瘤、甲状腺囊肿，还有部分甲状腺癌。

而热结节则是说结节里的放射性核素分布比周围正常的甲状腺组织多。这种情况多见于自主功能性的甲状腺腺瘤。

除了冷结节和热结节，还有一种叫温结节的情况。温结节就是说结节里的放射性核素分布和周围正常的甲状腺组织差不多。这种情况可能出现在功能正常的甲状腺腺瘤、结节性甲状腺肿，亚甲炎恢复期，还有部分甲状腺癌。

但是大家要注意，虽然冷结节和热结节可以帮助判断结节的一些特点，但是并不能单独确定结节是不是恶性的。要做出更准确的判断，还需要结合患者的病史、症状、体格检查和其他的检查结果。

2. 甲状腺疾病什么情况下需要做 PET-CT 检查?

甲状腺疾病其实是很常见的内分泌问题，很多时候，做超声、抽血就能大概知道情况了。但有时候，医生为了进一步了解病情，可能会建议做 PET-CT 检查。

PET-CT 即正电子发射断层显像和 X 线计算机断层扫描的组合，听起来很复杂，其实是一种先进的医学影像技术。PET-CT 就像是一个超级相机，不仅能拍出甲状腺病变的形状，还能知道它里面的代谢情况。并且，PET-CT 检查还可以反映全身的整体结构及代谢状况。

绝大多数甲状腺疾病，是不需要进行 PET-CT 检查的，但是，有些特殊的甲状腺疾病，如甲状腺髓样癌、淋巴瘤，它们都有自己的代谢特点。通过 PET-CT 检查，就能更准确地诊断这些病变，评估病情。

第五章

超声引导下甲状腺结节细针穿刺（FNA）

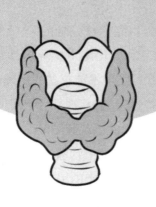

超声引导下的甲状腺结节细针穿刺活检（FNA）是一种常见的医学检查技术。是在超声引导下通过细针抽取组织细胞样本，通过显微镜观察获得细胞病理诊断，评估甲状腺结节，具有安全、微创、准确性高以及易操作等优点，能帮助更准确地判断甲状腺结节是良性的还是恶性的。这样，医生就能根据检查结果，为患者制定最合适的治疗方案。

当甲状腺出现结节或肿块时，FNA 可以帮助医生判断结节的良恶性及制定手术方案，让甲状腺疾病的诊断和治疗更加精准、个体化，是甲状腺诊治决策的重要组成部分。

一、FNA 适应证

1. 什么样的结节需要做穿刺？

中国甲状腺结节和分化型甲状腺癌诊治指南推荐细针穿刺（FNA）作为甲状腺结节术前首选的病理诊断方法，符合以下条件之一，可选择进行 FNA：

（1）C-TIRADS 3 类的甲状腺结节，最大径 ≥ 2cm；

（2）C-TIRADS 4A 类的甲状腺结节，最大径 ≥ 1.5cm；

（3）C-TIRADS 4B ～ 5 类的甲状腺结节，最大径 ≥ 1cm；

（4）定期观察的甲状腺结节实性区域的体积增大 50% 以上或至少有 2 个径线增加超过 20%（且超过 0.2cm）的患者；

（5）最大径 <1cm 的 C-TIRADS 4B ～ 5 类甲状腺结节。若存在以下情况之一，需进行 FNA：

①拟进行手术或消融治疗前；

②可疑结节呈多灶性，或紧邻被膜、气管、喉返神经等；

③伴颈部淋巴结可疑转移；

④伴血清降钙素水平异常升高；

⑤有甲状腺癌家族史或病史。

2. 哪些结节穿刺难度比较高?

结节穿刺的难易程度，跟它的大小、位置和成分都有关系。一般来说，下面这些情况的结节，穿刺起来会比较困难。

首先，从结节位置上来说，位置比较深的结节距离皮肤及甲状腺表面比较远，进针的时候要走的路就更长，图像看起来也不那么清楚，定位起来就更困难了。靠近气管和大血管的结节在穿刺的时候，出血的风险会比较高。

其次，从穿刺准确度来说，直径小于 0.5cm 的结节，定位起来更困难，也不容易取到足够的组织样本。边缘模糊或不规则的结节，图像不太清楚，可能导致在穿刺的时候无法准确取到代表性的组织样本。

再次，从结节成分上来说，结节内的粗大钙化就像是一块坚硬的石头，会干扰穿刺针的穿透性，也可能影响取到足够的、可以评估的细胞样本。而囊性为主的结节，由于里面液体很多，张力也很大，实性细胞可能还没来得及进入针体，囊液就涌进去了，导致取到的有效细胞样本不足，无法做出明确诊断。

最后，对于黏滞性很强的结节，在穿刺的时候，穿刺针进去后不容易拔出来，在结节内部的提插也比较困难，导致取细胞变得非常困难。

3. FNA 对什么样的结节诊断准确性低？

FNA 的诊断准确性和结节的大小、成分相关，下面这些情况可能会影响到穿刺的准确性：

首先，从结节大小来说，过小的结节可能使细针难以精确获取足够的细胞样本以供分析。而较大的结节内容易出现坏死，若穿刺针未能准确穿刺至有活性的肿瘤区域，同样可能导致诊断的不准确。

其次，对于囊性结节，其内部的液体成分可能阻碍细胞样本的采集。在此情况下，通常需要结合其他检查方法，如超声引导下的细针穿刺抽吸囊液后再行穿刺，以提高诊断的准确性。

再次，患有甲状腺炎的患者，其细胞形态学特征可能发生变化，导致细针穿刺结果的可靠性下降。在这种情况下，医生可能需要综合患者的临床症状、超声检查以及其他实验室检查来作出更为准确的诊断。

最后，周边有钙化的结节，穿刺针可能难以突破钙化区域，无法获取钙化内部的细胞样本，从而影响诊断的准确性。

二、 FNA 禁忌证

1. 血小板低一定不能穿刺吗?

穿刺是一种常用的甲状腺结节检查方法，但并不是每个患者都适合做穿刺。特别是那些容易出血或者凝血时间比较长的患者，他们做穿刺的风险就会比较大。

那么，医生会怎么判断一个患者是否适合做穿刺呢？一般来说，医生会先检查患者的血小板数量和凝血功能。患者的血小板数量达到 20×10^9/L 以上，凝血酶原时间国际标准化比值（INR）小于 3，医生才会考虑给他们做穿刺。

但是，有时候患者的病情非常严重，这时候医生就需要综合考虑患者的凝血功能和病情紧急情况，来判断是否可以做穿刺。

所以，具体能不能做穿刺，并不是患者自己能够决定的，需要听从医生的建议，根据自己的身体情况和病情来做出最合适的选择。

2. 有血液系统疾病是不是不能穿刺?

要知道有很多不同的血液系统疾病，如贫血、凝血功能问题、白血病等。有些血液疾病确实可能会让穿刺变得有些危险，如容易出血或者感染。但这并不意味着所有血液疾病的患者都不能做穿刺。

首先，对于凝血功能有问题的患者，如某些血液病患者和肝病患者，如果他们的血小板数量足够多，并且凝血功能在一定范围内，那么他们是可以做穿刺的。如果他们的凝血功能不太好，但又确实需要尽快做穿刺，医生可能会给他们一些药物，如维生素 K，或者输一些血浆或血小板，来改善他们的凝血功能，然后再做穿刺。

其次，对于那些白细胞数量少的患者，虽然并没有规定说不能做穿刺，但他们在做完穿刺后，需要特别注意伤口的清洁和消毒，防止感染。

最后，红细胞或者血红蛋白少的患者，只要他们没有明显的出血倾向，也是可以做细针穿刺的。

所以，如果患者有血液系统疾病，并且需要做穿刺，一定要和医生充分沟通，了解自己的情况，做出最合适的选择。

3. 服用抗凝药的患者穿刺前要注意什么？

正在吃抗凝药的患者在穿刺前需要做哪些准备工作呢？

首先，需要做凝血功能检查，要看看血常规、凝血酶原时间（PT）和国际标准化比值（INR）这些指标怎么样。这样医生就能更好地了解凝血功能状况。

其次，如果患者正在吃抗凝药，那么在穿刺前可能需要调整药物的用量，或者暂时停药。虽然甲状腺细针穿刺的风险不高，出血的可能性也小，但为了确保安全，这一步还是不能少的。具体怎么做，一定要听专业医生的意见，不要自己随便调整药物。

在穿刺的过程中，患者要尽量放松、别动，别做吞咽、大幅度的呼吸这些可能会影响穿刺准确性的动作。这样可以避免穿刺针伤到重要脏器，或者因为穿刺不顺利导致重复、多次穿刺。

穿刺完成之后，也要注意一些事项。需要局部压迫10～20分钟，这期间，医生可能还会再做一次超声检查，确认穿刺部位没有出血才能离开。离开之后，还要密切观察有没有颈部肿胀、持续疼痛这些情况。

至于穿刺后什么时候恢复吃抗凝药，需要听专业医生的建议。

总之，正在吃抗凝药的患者在穿刺前和穿刺后都需要特别注意一些事项。只要大家按照医生的指导去做，就能确保穿刺过程的安全性。

三、FNA 前准备

1. FNA 前需要做什么准备工作?

在进行细针穿刺活检（FNA）之前，需要进行以下必要的准备工作。

首先，要去找医生评估和咨询。医生会帮助确定穿刺点，并告诉预期的结果。同时，医生还会询问患者有没有药物过敏或者容易出血的情况。

其次，需要了解 FNA 的过程和可能的风险，并签署知情同意书。医生会详细地告诉患者这个操作的目的、方法和可能遇到的问题，比如，穿刺的地方可能会有点不舒服，或者出一点点血。

最后，患者也要做一些准备。比如，穿宽松、舒服的衣服。如果患者有任何疑问或担心，也可以在这个时候告诉医生。

总的来说，只有做好了 FNA 前的准备工作，才能确保穿刺过程的安全和顺利，避免可能遇到的问题，并提高穿刺的准确率。

2. 穿刺之前需要打麻药吗？

穿刺是一种常见的医疗手段，就像用针取血化验一样，它可以帮助医生获取结节内部的样本。有时候，为了让这个过程更加舒服，减轻患者的疼痛和不舒服的感觉，医生可能会使用麻药。但是，是不是每次穿刺都要用麻药，这得看具体情况和医生的意见。因为每个患者的情况都不一样，所以医生会根据自己的经验和判断来决定是否打麻药。所以，当需要穿刺时，最好听从医生的建议，他们会根据患者的情况来做出最合适的决定。

四、 FNA 操作

1. FNA 痛感如何？

一般而言，大多数人只会感受到轻微的不适，以下是关于穿刺疼痛感的注意事项。

首先，心理因素可能会影响疼痛感。过度紧张、害怕或焦虑，或许会加剧疼痛的感觉。可以和医生充分沟通，了解穿刺过程，寻求放松方法，对缓解疼痛有所帮助。

其次，细针穿刺过程中，由于针头穿过皮肤和组织，可能会感到轻微的不适或压力。但请放心，整个过程通常非常迅速，只需几分钟，大多数人能够耐受。

最后，每个人的疼痛感受和忍耐能力是不同的。有些人可能对穿刺的疼痛更为敏感，而有些人则可能几乎感觉不到。

2. 穿刺一般需要穿几针？

甲状腺穿刺的次数并不是固定的，而是根据每个人的情况和医生的判断来决定的。医生在决定穿刺几次时，会考虑下面这些因素。

首先，要看甲状腺上的肿块大小和数量。如果肿块比较大或者比较多，特别是那些里面血流丰富或者有很多液体的肿块，可能就需要多取几次样本，这样才能确保取到足够的细胞来进行检查。

其次，还要看病情和医生的需求。有时候，为了更全面地了解病情，或者为了做更准确的基因检测，医生可能需要采取更多的样本来提供更多的信息。

最后，还要看第一次取出来的样本质量怎么样。如果质量不好，可能就需要再取一次，这样才能确保取到高质量的细胞样本，为后面的诊断和治疗提供更可靠的依据。

所以，甲状腺穿刺的次数是因人而异的，医生会根据每个人的具体情况来做出决定。

3. FNA 有不良反应吗？

FNA 是一种很安全的医疗操作，就像所有的医疗操作一样，但它也有可能会有一些不良反应。下面是可能会出现的情况和应对方法。

首先，患者可能会觉得穿刺的地方有点疼或不舒服。这是很正常的，因为针要穿过皮肤和组织。通常这种不舒服很快就会过去，但如果一直感觉疼或者肿，一定要告诉医生。

其次，穿刺后可能会有一点点出血和淤血。这也很常见，多数情况下会自己好起来。医生会嘱咐患者按住穿刺的地方，让出血少一点。在穿刺前，医生还会询问患者有没有吃影响凝血的药，如果有，可能得暂时停药，减小出血的风险。

再次，虽然穿刺过程已经进行消毒和无菌操作，但还是有可能会感染。如果发现穿刺的地方红肿、疼得更厉害、有脓液流出或者发烧，就要及时看医生。

最后，有些人看到针头就会觉得头晕、恶心、冒冷汗或者心跳加速，这叫作晕针。如果患者知道自己有这样的反应，一定要提前告诉医生，这样医生就能提前做好准备。

总的来说，虽然 FNA 可能会有一些不良反应，但发生概率比较低，只要提前了解、做好准备，就不用担心。

1. 穿刺后要送哪些化验?

穿刺后,医生会把取出来的细胞样本送到实验室或病理科进行更深入的检查。

首先,是进行细胞学评估。这就像是用显微镜仔细观察细胞样本,看看它们长得怎么样,从而初步判断结节的性质。目前使用较广泛的甲状腺细胞学报告系统主要为 Bethesda 系统(The Bethesda System for Reporting Thyroid Cytopathology,TBSRTC),它可以帮助医生更准确地判断细胞性质。

接下来,还会进行穿刺洗脱液分子标记物检测。这个听起来可能有点复杂,但其实就是处理一下穿刺后得到的组织样本,然后检测其中的一些分子标记物。这些标记物与甲状腺疾病,特别是甲状腺癌的发生、发展和预后有很大的关系。通过检测这些标记物,可以提高诊断的准确性和敏感性,对于那些不太确定的病变,也能给出更明确的诊断。比如,BRAF V600E 突变和 TERT 启动子突变这两个标记物,就可以帮助判断是不是甲状腺滤泡上皮细胞起源的癌症。

总的来说,这些检查都是为了更准确地了解病情,为后续的治疗提供更可靠的依据。

2. FNA 后有什么注意事项?

做完穿刺后,有些事情得特别注意,才能确保恢复得更快更好。

首先，压迫止血。穿刺结束后，得用手按住穿刺的地方，至少按 5 分钟。

其次，保持穿刺区域干燥和清洁，注意伤口情况。穿刺部位的皮肤可能会有一些淤血或创伤，需要让这个地方保持干燥和清洁。别涂太多药膏，也别用其他东西刺激它，更别使劲抓或捏这个地方。如果发现伤口红肿、有液体渗出、流脓、特别疼，或者发烧，那就得赶紧告知医生。这些都可能是出血或感染的迹象，需要尽快处理。

再次，保持良好的生活习惯。穿刺后的几天里，要注意休息，吃得清淡点，别做太剧烈的活动或运动。这样能帮助伤口愈合，也能降低出血和感染的风险。

最后，关注穿刺结果。别忘了及时取穿刺的报告，然后找专业医生看看，好决定下一步怎么做。

3. FNA 会引起肿瘤转移吗?

理论上，FNA 有可能让癌细胞"跑"到别的地方去，这种情况叫作"针道种植转移"。就是说，穿刺针在拔出来的时候，可能会带着一些癌细胞或组织，然后这些癌细胞或组织可能会落在针经过的路上，长成新的肿瘤。

但是，实际上，甲状腺癌做完 FNA 后，这种情况极少发生，报道也很罕见。为什么呢?

首先，FNA 用的针头特别细、特别滑，对正常组织和肿瘤的损伤很小。而且，FNA 是在负压下进行的，就像吸尘器一样，吸出来的组织都在针芯里，不会和正常组织碰到，所以癌细胞或组织掉在针道上的可能性就很小。

其次，肿瘤的侵袭性越大，针道转移的可能性就越大。但甲状腺癌一般长得比较慢，侵袭性不强，所以发生针道转移的概率就比较低。

再次，身体有强大的免疫系统，它会识别和清除肿瘤细胞。因此，即使FNA时带出了少量肿瘤细胞，也可能会被免疫系统清除掉。

最后，大多数时候，如果穿刺结果显示是甲状腺癌，就会很快治疗。这样，也就不用担心转移的问题了。

总的来说，FNA的获益远远大于它可能带来的风险，所以不用太过担心。

4. FNA会导致良性结节变成恶性吗？

甲状腺FNA的过程是不会让良性结节变成癌症的。

有时候，第一次穿刺检查说结节是良性的，但后来又说它是恶性的。这其实不是良性结节变成了恶性，可能是这个结节本来就是恶性的，只是之前没取到足够的恶性细胞来确认。有时候结节的位置不好，或者血供丰富，都会影响取到足够的恶性细胞。还有一些特殊的结节，如滤泡癌，手术前很难确定是不是恶性的。

5. 穿刺病理诊断结果出来后应该看哪个科？

甲状腺穿刺病理报告出来后，最好去找那些专门看甲状腺问题的医生，如内分泌科的医生、甲状腺外科的医生，还有做穿刺或甲状腺消融的医生。这些医生都很懂怎么看报告，他们会解释报告里的内容，还会告知甲状腺健康方面的建议和治疗的选择。

六　穿刺细胞学结果解读

1. 甲状腺结节的细胞病理学 Bethesda 结果如何解读?

Bethesda 系统是由美国细胞病理学协会提出的一种标准化分类系统，用于解读甲状腺细胞病理学报告。以下是 2023 年 6 月第三版 Bethesda 系统的六个分类及相应的解读。

（1）Bethesda Ⅰ类：无法诊断，仅有囊液；几乎无细胞样本；其他（富于血液样本、血凝块假象、干片假象等）。恶性风险 5% ～ 10%，这类结节建议再次细针穿刺后明确诊断。

（2）Bethesda Ⅱ类：良性：符合甲状腺滤泡结节性病变（包括结节性甲状腺肿、胶质结节等）；结合临床，符合慢性淋巴细胞（桥本）甲状腺炎；符合肉芽肿性（亚急性）甲状腺炎；其他。恶性风险 0% ～ 3%。

（3）Bethesda Ⅲ类：意义不明确的异型性病变。恶性风险 13% ～ 30%。

（4）Bethesda Ⅳ类：滤泡性肿瘤。恶性风险 23% ～ 34%。

（5）Bethesda Ⅴ类：可疑恶性肿瘤：可疑甲状腺乳头状癌；可疑甲状腺髓样癌；可疑转移癌；可疑淋巴瘤；其他。恶性风险 67% ～ 83%。

（6）Bethesda Ⅵ类：恶性：甲状腺乳头状癌；高级别甲状腺滤泡起源的癌；甲状腺髓样癌；未分化（间变性）癌；鳞状细胞癌；混合性癌；转移性恶性肿瘤；非霍奇金淋巴瘤；其

他。恶性风险 97% ～ 100%。

2. 细胞病理报告提示有较多血细胞代表什么？

有时候甲状腺穿刺的细胞病理报告里会显示有很多血细胞。这通常是因为在穿刺的过程中，穿到了过多的血液成分。以下是一些可能导致这种情况的原因。

首先，如果结节的血供丰富，那么在穿刺的时候，血细胞就很容易进入针尖。不过，只要肿瘤细胞的数量足够，血细胞多也不会影响诊断结果。但是，为了更准确地诊断，医生会采取一些技巧来减少血细胞的干扰。

其次，如果结节的边缘有大血管，在穿刺的时候没有避开或者很难避开，那么血管里的血液就会进入针道，这会影响标本的质量和诊断结果。

最后，处理标本的方法也很重要。相比于只是简单地把细胞涂在玻片上的方法，液基标本可以更好地分离和固定肿瘤细胞，这样血细胞就不会对诊断结果产生明显的影响。

所以，为了避免血细胞对诊断结果的影响，医生在穿刺前需要对结节的血液供应和周边的血管进行准确的评估，并且采用合适的技术来提高标本的质量。

3. 细胞病理报告提示未见恶性依据代表什么？

甲状腺穿刺细胞病理报告上的"未见恶性依据"是个好消息，提示甲状腺上的结节很可能不是癌症。不过，虽然这个结果让人觉得安心了不少，但还是有可能出现假阴性的情况。假阴性就是说，其实还是有癌细胞存在的，但因为某种原因，在这次的细胞样本里没有检查出来。

所以，如果医生对于患者的影像学检查结果还是高度怀疑有恶性肿瘤的话，可能会建议患者再多观察下，或者再做一次穿刺。这样医生才能确保没有漏掉任何可能的问题。总的来说，虽然"未见恶性依据"是个好消息，但还是要听医生的建议，做好后续的监测和检查。

4. 意义不明确的细胞非典型病变是什么意思？

"意义不明确的细胞非典型病变"是病理学中的一个术语，它说的是在做细胞学检查的时候，发现了一些异常的细胞，这些细胞的样子和正常的细胞不同，但还不能确定它们到底是不是癌症或者其他疾病。所以，如果报告上出现了这个术语，可能需要再做进一步的检查。

5. FNA 结果提示滤泡性肿瘤是良性还是恶性？

甲状腺滤泡上皮细胞长出来的肿瘤，可以是良性的，也可以是低风险的，或者是恶性的。其中，良性的肿瘤最常见，包括甲状腺滤泡腺瘤、嗜酸细胞腺瘤、甲状腺滤泡结节性病变和带乳头状结构的滤泡腺瘤这 4 种。平时说的滤泡性肿瘤，大多时候指的就是甲状腺滤泡腺瘤。虽然穿刺检查说滤泡性肿瘤大部分是良性的，但还是有一小部分可能性是滤泡癌。

那怎么才能知道是滤泡癌还是滤泡腺瘤呢？主要是看肿瘤有没有侵犯到包膜或者血管。要确定是不是滤泡癌，只有在手术后进行石蜡病理检测。所以，穿刺结果显示是滤泡性肿瘤的结节，虽然大概率是良性的，但还是要定期去医院复查。如果发现结节变大了，或者复查时发现结节长得特别快、有恶性超声特征，或者肺部、骨头上出现多个病灶（可能是转移灶），那就得警惕是不是滤泡癌了。

6. 倾向、可疑乳头状癌是确诊了吗？

"倾向"和"可疑"是医生在不确定某种疾病或状况时使用的词语。当医生在报告里写"倾向乳头状癌"或"可疑乳头状癌"时，意味着他们看到了一些可能跟乳头状癌有关的细胞特点，但还不能百分百确定。为了得到更准确的诊断，医生通常会建议做更多的检查和测试，如再做一次活检、基因检测、其他影像学检查或化验。这样医生就能收集到更多的证据和信息，给出更准确的诊断结果。

7. 穿刺结果准确性高吗？

甲状腺 FNA 是一种用来诊断甲状腺结节是不是癌症的重要方法。根据研究和实际操作，它的准确率一般都超过 90%。在还没有通过手术来确定病理结果之前，甲状腺 FNA 被认为是判断甲状腺结节良恶性的最可靠的方法。不过，这个方法准不准确，还会受到一些因素的影响。比如，做穿刺医生的经验与技术水平，取出来的样本质量怎么样、细胞数量够不够，看病理报告的医生水平高不高、解读得准不准确，还有结节的特点和性质等。所以，虽然甲状腺穿刺很可靠，但也需要综合考虑这些因素来做出最准确的判断。

8. 什么情况下需要再次穿刺？

大多数时候，甲状腺 FNA 做一次就能得出诊断结果了。但是，有些情况可能还要重复穿刺。

首先，如果第一次穿刺的结果不太清楚或者有疑问，医生可能会建议再做一次。

其次，有时候因为各种原因，如结节的位置很难穿到或者技术上的难度，第一次穿刺可能没有取到足够的组织样本，导致结果不能确定。这时候，就需要等几周或者几个月，让组织从第一次穿刺中恢复过来后再做一次，以便取得更多的样本进行诊断。

再次，如果甲状腺相关症状在穿刺后有所变化，或者之前的检查结果和最新的检查结果有很大不同，医生可能会考虑再做一次穿刺。

最后，对于那些有家族史或者其他高风险因素的患者，如果第一次穿刺的结果不明确，医生可能会更加小心，建议再做一次穿刺。

总之，再次进行甲状腺穿刺是为了更准确地了解病情，确保患者得到正确的诊断和治疗。

9. 会出现手术病理结果和穿刺结果不一致的情况吗？

有时候，甲状腺穿刺和手术后的病理结果可能会有所不同，这种情况很少见，可能是因为以下原因。

首先，样本质量和数量不同。穿刺时取出来的组织样本比较少，可能不能完全代表整个甲状腺的情况。如果样本太少或者不够典型，就可能影响诊断的准确性。而手术时，医生可以取得更多的组织样本，所以结果可能更准确。

其次，样本位置不同。穿刺时通常是针对特定的结节进行的，而手术后的病理检查可以全面评估整个甲状腺组织。有时候，一些很小的癌症在超声下很难被发现，可能只有在手术后才能被诊断出来。

最后，病理医生经验和技术不同。不同病理医生的经验和水平也可能影响结果的准确性。经验丰富的病理医生可能更容易做出更准确的诊断。

所以，如果甲状腺穿刺和手术后的病理结果不一致，也不要太担心。医生会根据具体情况，结合其他检查结果，来做出最准确的诊断和提供治疗方案。

七、 穿刺基因结果解读

1. 甲状腺癌与哪些基因有关?

甲状腺癌有好几种，包括甲状腺乳头状癌、甲状腺滤泡状癌、甲状腺髓样癌和其他类型。不同的甲状腺癌类型与不同的基因异常有关系。

甲状腺乳头状癌。和它关系最紧密的基因是 BRAF 和 TERT。当通过 FNA 不能确定结节是不是恶性的时候，如果发现了 BRAF 或 TERT 的突变，那么这个结节高度提示是恶性的。特别是当这两种突变同时存在时，肿瘤可能更具侵袭性，治疗起来效果也可能不太好。

甲状腺滤泡癌。和这种癌症有关的基因有 RAS、TERT、TP53、PIK3CA、E1F1AX 等。

甲状腺髓样癌。它主要和 RET 和 PTEN 基因有关。特别是 RET 基因，在家族性甲状腺癌中更为常见。

还有一些其他类型的甲状腺癌，如未分化甲状腺癌，TP53 基因对这种类型的甲状腺癌的辅助诊断可能有一定的帮助。

所以，了解这些基因和甲状腺癌类型的关系，有助于更准确地诊断和治疗甲状腺癌。

2. 细胞病理学阴性但基因有突变，这意味着什么？

有些医疗机构在做 FNA 的同时，还会检测与甲状腺癌有关的基因，帮助医生更准确地诊断。但有时候会出现一种情况：FNA 的结果显示结节不是恶性的，但基因检测却发现了一些突变。这是怎么回事呢？

首先，穿刺时取的细胞数量不够或者质量不好。对于某些很小或者血液供应丰富的恶性结节，穿刺时可能会因为结节本身的特点或者血细胞的干扰，导致取得的细胞不足以做出准确的诊断。其次，细胞病理学的诊断虽然大多数情况下很准确，但也可能出现漏诊的情况。

基因检测就可以作为一个辅助工具，帮助医生更准确地判断。有些特定的基因突变，如 BRAF 突变、RET 重排 / 突变、TERT 启动子突变等，与甲状腺癌有很大关系。所以，当细胞学检查是阴性，但恶性相关基因有突变时，需要高度怀疑这个结节可能是恶性的。

不过，有基因突变并不意味着结节一定是恶性的。但也有一些特殊情况，如当 SPOP、EZH1、TSHR 这三个基因同时出现突变时，反而可能是良性的结节。

总的来说，当 FNA 和基因检测的结果不一致时，需要结合多种因素，综合考虑，才能做出更准确的诊断。

3. 与甲状腺癌相关的基因突变意味着恶性程度更高吗?

甲状腺癌和某些基因有关，但这些基因的突变并不意味着病情更严重。不同的基因对甲状腺癌的良恶性以及恶性程度有不同的影响。

有研究发现，当 BRAF/RAS 和 TERT 这两个基因都出现突变时，相比于只有一个基因突变的结节，其恶性程度和侵袭性会更高。这意味着，这两个基因同时突变可能让病情更严重。

但是，医生在判断甲状腺癌的恶性程度时，不会只看基因突变这一个因素。他们还会考虑肿瘤的大小、病理类型、淋巴结是否转移等多个方面。只有将这些因素综合考虑，才能更准确地判断病情。

4. 怎么解释 BRAF 基因突变的发生率?

BRAF 突变是甲状腺癌中最常见的基因突变。以此为例，不同地理区域的突变比例不一样。在东亚的突变率为 76.4%，在南亚、中亚和中东就低很多，为 45%～48%，而东南亚的突变率介于两者之间（57%）。在美国和欧洲的突变率则为 35%～60%。

不同类型的甲状腺癌突变比例也不一样。BRAF 突变主要发生在甲状腺乳头状癌中，而在髓样癌和滤泡状癌中相对少一些。

BRAF 突变比例在不同的研究中可能也有所不同。这就像用不同的方法测量同一个物体的长度，结果可能会有所不同一样。因此，具体的基因突变比例可能会因地区、不同病理类型和研究方法等的不同而有所差异。

5. 目前的多基因检测价值在哪里?

随着科技的进步,现在有一种叫作"多基因检测"的方法,通过检测甲状腺结节穿刺液中的与多个甲状腺癌有关的基因是否发生了突变或表达异常,来辅助诊断甲状腺癌。

首先,对于传统的检查方法有时候不能确定的情况,特别是对那些 Bethesda Ⅲ / Ⅳ类的结节,多基因检测可以通过查看是否存在某些特定的基因变化,来辅助医生做出判断。

其次,对于需要手术的患者,多基因检测还可以帮助他们选择最适合的手术方式、手术范围,并预测手术后复发的风险和预后情况。例如,如果肿瘤有 BRAF、RAS 或 TERT 等基因变化,医生在决定手术切除范围时就会考虑这些因素。

再次,对于已经做完手术的患者,多基因检测可以帮助医生判断是否需要进一步的碘 –131 治疗,以及治疗的剂量应该是多少。

对于晚期的甲状腺癌患者,多基因检测还可以帮助他们选择最适合的靶向治疗药物。

最后,对于有家族遗传史的甲状腺癌患者,多基因检测可以帮助他们的亲属及早发现潜在的患病风险,并及时进行医学干预。

虽然甲状腺结节穿刺液多基因检测是一个非常有用的工具,但它还在不断发展和完善中。检查时,需要选择可靠的实验室和合适的检测方法,并结合医生的临床判断来作出最准确的评估。

第六章

甲状腺结节的随访

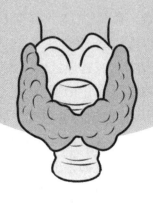

一、良性结节

1. TIRADS 2～3 类或穿刺证实为良性的结节随访周期是多久?

TIRADS 2～3 类的结节，医生建议每年做一次甲状腺超声检查。为什么要这么做呢？主要是为了看看结节有没有变大，或者有没有引起什么不舒服的症状。

对于那些经过穿刺检查确定是良性的结节，随访的时间就要看每个人的情况了。比如说，如果患者家里有人得过甲状腺癌，或者患者以前也得过，那医生可能会建议每半年就检查一次，这样更保险一些。

2. 随访过程中，什么情况下良性结节需要治疗?

大部分时候，良性的甲状腺结节不需要马上治疗，只需要定期做个超声检查，看看它们有没有变化。但是，如果发生了下面这些情况，可能就需要治疗了。

第一，短期内结节增长速度过快。如果结节在短时间内突然长得很快，如体积一下子增大了很多，或者至少有两条径线增加超过了 20%，那就得注意了。有时候，结节快速变大可能是因为里面出血了，这时候可以先观察一下，因为出血可能会自己慢慢吸收。如果出血没有吸收，可能需要相应治疗。如果实性的结节突然长得很快，那就得做进一步的检查。

第二，出现压迫或者吞咽困难等症状。如果结节长大了，开始压迫到旁边的器官，让人觉得呼吸困难、吞咽困难，或者声音嘶哑，那就要抓紧去看医生。医生会根据情况，决定要不要通过治疗来缓解症状。

第三，患者个人意愿。虽然结节是良性的，但部分患者可能会对结节的存在感到担忧。在患者个人要求临床干预时，医生可以与患者讨论治疗方案，以缓解患者心理压力。

总之，虽然良性的甲状腺结节大部分时候不需要担心，但出现以上情况时也可以考虑治疗。

3. 良性结节在随访过程中是否会演变为恶性？

良性结节，其实就是甲状腺里由囊肿、结缔组织增生或者炎症等引起的、不是癌症的结节，大部分良性结节都不会变成恶性。

对于那些由囊肿、结缔组织增生等引起的良性结节，只要确诊了它们是良性的，就不用过度担心它们会突然变成恶性。但是，为了安全起见，还是需要定期做个超声检查，看看这些结节有没有变大，或者有没有影响到日常生活。

而对于由亚急性甲状腺炎引起的那些改变，早期用超声检查可能很难明确良恶性。这时候，就需要密切随访，或者通过一些其他的检查（如 FNA）来和恶性结节区分开。但一旦确诊为良性，那也不会变成恶性，只需要定期随访观察。

二、 恶性结节

1. 哪些恶性结节可以观察，如何随访?

当发现了恶性或者可疑恶性的甲状腺结节，并不一定要马上动手术。有些情况下，可以先观察一段时间，看看结节的变化情况。下面就是一些可以考虑观察的情况。

首先，有些 <1cm 的甲状腺微小乳头状癌是低风险的，也就是说它们暂时不太可能会扩散到其他地方或者造成严重的危害。这种微小癌进展得很慢，预后也比较好。所以，如果患者不想手术或者暂时不能手术，可以选择定期观察和检查。

其次，如果患者是孕妇，并且发现了甲状腺癌，那么是否需要手术要认真考虑。因为大部分甲状腺癌的恶性程度和侵袭性都不是特别高。如果患者非常想保住胎儿，也可以先密切观察肿瘤的情况，等生完孩子之后再考虑手术。

除了上面说的情况，医生还会根据患者的整体健康状况、个人意愿以及其他临床因素来决定是否适合观察。比如，如果患者的身体状况不太好，或者有其他严重的疾病，那么医生可能会建议先观察。

至于随访的时间，目前并没有一个固定的标准。医生会根据结节的大小、转移的风险以及具体情况来决定。一般来说，对于暂时还没有治疗的可疑恶性或恶性结节，建议每 3 到 6 个月做一次甲状腺超声检查。

总之，面对甲状腺恶性结节，我们不必过于恐慌。在有些情况下，观察也是一种合适的选择。

2. 出现什么情况不再适合继续随访？

尽管部分患者选择了随访观察甲状腺结节，但如果在随访过程中出现一些情况，可能就需要采取更积极的治疗措施了。

首先，如果结节在观察期间明显变大了，那就意味着肿瘤的生长速度在加快。这时候，我们就需要重新考虑治疗方案，如选择手术切除或者消融治疗等方法。

其次，如果在随访过程中，出现了新的症状，如声音变得嘶哑、呼吸困难或者吞咽困难等，那就可能是肿瘤已经侵犯了周围的组织或器官。这时候，需要尽快去看医生，接受进一步的检查和治疗。

最后，如果在随访过程中发现甲状腺癌已经出现了淋巴结转移或者远处转移，这时候就需要采取更积极的治疗措施。

总之，随访的目的就是及时发现肿瘤的变化和进展，以便能及时采取必要的治疗措施。如果在随访过程中出现上述情况之一或多个，就需要及时就医并与医生讨论进一步的治疗方案。

3. 随访中的恶性肿瘤会恶化或者转移吗？

对于那些决定暂时观察的甲状腺癌或可疑的甲状腺癌，虽然大多数时候，甲状腺癌的恶性程度不高，但它还是有可能继续长大或者转移的，这就是为什么我们需要定期随访的原因。

随访就像是给甲状腺做一次"对比检查"，医生会对照之前的检查结果，看一下甲状腺癌有没有变大、有没有转移到淋巴结或者其他地方，还会看看甲状腺功能是不是正常。如果医生发现甲状腺癌有恶化或者转移的迹象，就会根据患者的具体情况和身体状况，来调整治疗方案。

所以，尽管观察是一个选择，但还是不能掉以轻心。定期随访，和医生保持沟通，是非常重要的。

第七章

甲状腺结节的治疗

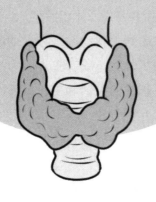

一、传统外科手术

1. 什么情况下的良性结节需要手术？

甲状腺良性结节是否需要手术，并不是由它的大小来决定的。医生在决定要不要手术时，还会考虑其他一些因素。

首先，要看结节有没有导致压迫症状。如果结节压迫了气管、食道、喉返神经或者上腔静脉，出现呼吸急促、吞咽困难，那么可能就需要手术了。不过要注意，这些症状也可能是其他疾病引起的，所以在决定手术前，医生会做详细的检查，确保症状是由结节所引起。

其次，还要看结节是不是合并甲状腺功能亢进。如果合并了，并且内科治疗效果不好，或者还合并了中重度的甲状腺相关眼病，或者甲状腺自主性高功能腺瘤和毒性多结节性甲状腺肿，那么可能就需要考虑手术治疗了。

最后，还会考虑到美观和心理方面的问题。如果结节长得比较大，影响到了外貌，或者患者因为担心结节而心理压力很大，影响到了正常的生活和工作，那么也可以考虑手术治疗。

所以，甲状腺良性结节是否需要手术，是一个需要综合考虑多方面因素的问题。

2. 甲状腺的手术方法有哪些？

甲状腺手术主要有两种标准方法，医生会根据患者的具体情况来选择最合适的方法。

甲状腺全切术：这种手术是把整个甲状腺都切掉。它适用于双侧多发甲状腺癌、甲状腺肿大等情况。但是，因为整个甲状腺都被切除了，所以手术后患者需要终身服用甲状腺激素来替代。

甲状腺单侧腺叶（加峡部）切除：这种手术只切掉甲状腺的一侧（左侧或右侧）和峡部。它适用于单侧甲状腺癌或单侧甲状腺肿大的情况。因为还保留了部分甲状腺，这部分甲状腺可以维持一些正常的功能，所以手术后患者不一定需要长期服用甲状腺激素。

3. 甲状腺手术常用的方式有哪些？

甲状腺手术有两种常见的手术方式。

传统开放手术：这是最常见的甲状腺手术方式。医生会在患者的颈部做一个 5 ～ 8cm 长的切口，然后直接切除甲状腺。这种手术方法已经被广泛应用，技术成熟。

腔镜辅助手术：这种手术方法利用了先进的腔镜技术。医生会在远离颈部的部位做小切口，然后通过腔镜器械或者机器人机械臂在腔镜下进行操作。这种手术方法对于对美容有较高需求的患者来说是一个很好的选择，因为切口小，术后疤痕不明显。

但需要注意的是，虽然腔镜手术美容效果好，但其治疗原则和手术范围必须与开放手术一致。在选择手术方式时，医生需要综合考虑患者的病情、肿瘤因素、患者意愿以及手术入路特点等因素，始终坚持"治病第一，美容第二"的原则。也就是说，无论选择哪种手术方式，最重要的都是确保手术能够彻底切除肿瘤，保证患者的健康和安全。

4. 术前淋巴结没有异常的还需要进行淋巴结清扫吗？

除了滤泡癌，多数甲状腺癌首先通过颈部淋巴结转移。其中，中央区淋巴结是这种癌症常见的转移区域。有时候，即使看起来淋巴结是正常的，医生还是会建议进行预防性的清扫，因为有些微小的转移灶在手术前很难用常规的超声检查发现。

虽然《ATA 甲状腺结节和分化型甲状腺癌诊治指南》（2015 版）已经不再建议进行预防性的中央区淋巴结清扫了，但是我国的《甲状腺结节和分化型甲状腺癌诊治指南（第二版）》为了确保手术的效果，仍然建议在做甲状腺癌手术时，除了尽量保护甲状旁腺和喉返神经外，应该至少清扫病灶同侧的中央区淋巴结。但在实际操作中，医生有时也会选择清扫双侧的中央区淋巴结。

总之，预防性清扫中央区淋巴结是我国甲状腺癌手术中的一个重要步骤，可以帮助医生更好地治疗癌症，降低复发的风险。

5. 颈侧区淋巴结转移会影响治疗计划吗？

当甲状腺癌患者发现颈侧区的淋巴结也有转移时，手术计划就需要做一些调整。根据临床的证据，切除这些转移的淋巴结可以帮助降低癌症复发的风险和患者的死亡率。而且，如果医生按照区域整体切除淋巴结，效果会比只切除受累的淋巴结更好。所以，如果术前的穿刺检查或者影像学检查发现颈侧区的淋巴结有转移，我国的临床指南就建议进行颈侧区的淋巴结清扫术。

如果淋巴结转移的情况比较严重，或者癌症有复发的迹象，那么可能还需要结合其他的治疗方法，如碘 –131 放射治疗或者靶向治疗。这些辅助的治疗方法可以进一步提高治疗的效果，确保患者的健康状况得到全面的控制和管理。

总之，对于甲状腺癌伴有颈侧区淋巴结转移的患者，综合治疗是非常重要的。

二、超声引导下消融治疗

（一）化学消融

1. 哪些结节适合超声引导下的化学消融治疗？

超声引导下的化学消融治疗，是个微创又简单的治疗方式。常用到两种硬化剂药物：无水酒精或聚桂醇（多聚卡醇）。这种治疗方式，最适合囊性为主的良性结节，也就是说，结节里面主要是液体的情况。

一般来说，如果良性结节没有引起什么不舒服的症状，是不需要去处理的。但是，如果结节出血变大了，导致颈部疼痛、吞咽困难，或者压迫到周围的结构等，就得考虑治疗了。这时候，囊性为主的良性结节就可以选择超声引导下的化学消融治疗。

2. 化学消融的操作和原理是什么？

化学消融的原理就是通过注射一些硬化剂药物，让结节里的细胞脱水并坏死，这样结节就会变小。具体的操作步骤如下：

首先，患者躺在检查床上，头稍微往后仰，这样医生就能看清楚甲状腺区域。

其次，医生把超声探头放在患者的颈部，找到目标结节，并储存图像，测量和定位。

然后，医生会用穿刺针把结节里的液体先抽出来，有时会用生理盐水反复冲洗结节里剩下的液体成分，直到冲洗液变得比较清澈。

接着，医生会把硬化剂药物直接注入结节里，药物注射量通常是结节体积的一半。等几分钟，让药物和结节细胞充分反应，之后再把药物吸出来。

最后，要不要把药物留在结节里，要看结节的具体情况。如果需要，可以留下 20% ～ 25% 的药物继续发挥作用，这样治疗效果会更好。

3. 化学消融有哪些风险和并发症?

虽然超声引导下的化学消融是一个相对安全的微创治疗方式，但还是存在一些可能的风险：

第一，疼痛。在进针或打硬化剂药物的时候，患者可能会觉得有点疼或不舒服。但这种疼痛通常是短暂的。

第二，发热。药物打进结节后，有些人在几天内可能会有点发烧，这是药物作用的正常反应，不用太担心，吃点解热镇痛药就能恢复。

第三，出血和血肿。穿刺的时候，可能会出点血，极少数情况下会形成血肿。这个风险一般很小，但如果患者容易出血或正在用抗凝药物，那就得特别注意了。

第四，损伤风险。穿刺过程中，少数情况下可能会伤到周围的器官或结构，如气管、食管、血管等。但别担心，在有经验的医生操作下，这种风险是很低的。

第五，过敏反应。有些人可能会对治疗中用到的硬化剂或局麻药过敏。所以，在治疗前，一定要告诉医生有没有过敏史。

第六，硬化剂外渗。少数情况下，硬化剂可能会漏到结节外面，导致周围的组织粘连。但这也是小概率事件，不用过于担心。

4. 化学消融后需要吃药吗？

一般来说，治疗后不需要吃额外的药。但如果在治疗后的几天里，可能会有点发烧或者不舒服，可以吃点退烧止痛的药来减轻这些症状。如果治疗后甲状腺功能都是正常的，也不用吃药。

化学消融后甲状腺的功能可能会有一些变化，不用担心，可以先等 1 ～ 2 个月再去复查一次。如果复查后，甲状腺的功能还是有问题，那就需要咨询治疗的医生是否需要吃药。

5. 化学消融效果如何？

超声引导下的化学消融治疗，可以帮助缩小或消除甲状腺结节。但每个人的身体和结节情况都不同，所以治疗效果可能有些差异。

大部分人在治疗后，会发现结节明显缩小，通常在治疗后数周到数个月内，就能看到明显的改变。

一些结节导致的不舒服症状，如压迫感、吞咽有异物感或声音嘶哑等，治疗后这些情况通常都会得到明显的改善。

有时候，体积较大的结节一次治疗可能效果不明显。这可能是因为结节比较大、血液供应比较多、位置比较特殊，或者存在多个结节。遇到这些情况，可能需要进行多次治疗，才能得到较好的效果。

总的来说，化学消融治疗对于甲状腺结节是一种有效的治疗方法，但具体效果还需根据每个人的情况来判断。

6. 化学消融后结节还会再长吗？

结节有可能再次变大。这是因为，首先，化学消融只是去除了结节里的液体，结节的囊壁还在，这意味着囊壁里的细胞有可能再次增生并分泌囊液。其次，结节内实性成分越多，血供越丰富，治疗后再次变大的可能性越高。最后，如果甲状腺功能有问题，如甲亢或甲减，也可能导致结节再次生长。所以，做完化学消融治疗后，还是需要定期做超声检查。

（二）热消融

1. 什么是超声引导下的热消融治疗？

当听到"肿瘤治疗"，很多人可能会想到手术切除、大伤口和长时间的恢复。但现代医学带来了一个全新的、微创的治疗选择——超声引导下的热消融治疗。

什么是热消融治疗？简单来说，热消融治疗就是将其他形式的能量转化为热能，然后在超声引导下，通过特殊的导热介质，精确地将这些热能传送到肿瘤内部。肿瘤组织受到高温的作用后，会开始坏死，并随着时间的推移逐渐缩小，最终被身体自然吸收。超声就像是体内的"眼睛"，它可以实时观察并引导治疗的过程，确保热能准确地作用在肿瘤上，避免对周围正常组织的伤害。

这种治疗方法具有微创、简单、且疗效确切的优点，整个过程无须切开皮肤、肌肉和内脏，创伤很小，术后恢复快。可以应用于多种肿瘤的治疗，包括甲状腺、乳腺、肝脏、胰腺、肾脏、前列腺、子宫等。

2. 热消融适用于哪些甲状腺结节的治疗？

超声引导下的热消融技术在甲状腺结节治疗中越来越受欢迎。这种技术以其独特的优势，为许多甲状腺结节患者带来了希望。那么，哪些甲状腺结节患者适合选择这种治疗方法呢？

首先是引起症状的结节。想象一下，你的甲状腺上有一个逐渐增大的结节，它开始影响你的日常生活，让你呼吸困难、吞咽感到梗阻。这种情况下，超声引导下的热消融治疗通过精准地定位消灭结节，这种治疗方法可以帮助你缓解症状，恢复正常的生活。

其次是甲状腺微小乳头状癌结节。对于一些早期的甲状腺微小乳头状癌患者来说，热消融治疗也是一个不错的选择。这种治疗方法可以通过扩大消融范围，有效地杀死癌细胞并阻止其生长。

3. 甲状腺结节的热消融技术包括哪些？

甲状腺热消融技术可以通过不同的方式将热能作用于甲状腺结节，从而达到消融结节的目的。以下是三种常见的甲状腺热消融技术及其原理。

第一，射频消融（RFA）。当射频发生器启动时，让周围的离子和大分子快速振动和摩擦，这种摩擦会产生热能。RFA就是利用这种原理，通过射频电流产生的热能来消除甲状腺结节。

第二，微波消融（MWA）。微波是一种高频电磁波，它可以让组织中的极性分子快速旋转和振动。当这些分子与邻近的分子或离子摩擦时，也会产生热能。这种热能可以有效地消除甲状腺结节。

第三，激光消融（LA）。激光是一种高度集中的光束，它可以将光能转化为热能。当激光照射到甲状腺结节内时，会产生高温破坏结节组织，从而达到消除结节的目的。

在选择最适合的消融技术时，医生会考虑结节的大小、位置和性质，以及他们的经验和可用的设备。并且，每个患者的情况都是独特的，所以最佳的治疗方案会根据具体情况进行定制。

4. 热消融与传统手术的区别是什么？

当得知长了肿瘤时，大多数人首先想到的是通过传统手术来切除，因为这似乎是最直接、最安心的方式。但是，与传统手术相比，热消融具有其独特的优势。

首先是创口极小。相比于传统手术的较大切口，甲状腺消融后颈部仅有几个针眼，完全无疤痕。

其次是术后恢复快。因为无须切开皮肤、肌肉层和器官，伤口愈合速度更快，患者会感到更少的疼痛和不适，能够更快地恢复正常工作、生活。

最后是风险较低。由于甲状腺消融治疗是在超声实时监测下进行，对颈部解剖结构显示清楚，所以风险较低。相比传统手术，术后并发症的发生率也更低。

当然，与手术相比，热消融技术也有其局限性。比如，对于最大直径超过 3cm 的结节，热消融有时难以一次性完全消除，可能需要二次治疗。此外，热消融只能治疗超声可见的病灶，可能存在无法检测到微小病灶。治疗之后医生会进行定期的随访观察，一旦发现异常，再采取进一步的处理措施。

5. 热消融治疗之前要做哪些准备？

在准备接受甲状腺热消融治疗之前，有几项重要的准备工作需要完成。

首先，就医咨询和评估。医生会对甲状腺结节进行评估，确定是否适合接受这项治疗，再结合病史、症状和超声检查结果等信息，制订最适合的治疗方案。医生会讲解治疗过程和可能存在的风险，以及如何更好地配合医生的操作。

其次，饮食和用药指导。在接受甲状腺热消融治疗前，医生可能会要求患者手术当日空腹、术前控制好血压、血糖等。为了治疗的安全性和效果，患者需要停用一些影响血液凝固的药物，如抗凝血剂和抗血小板药物。

最后，完善术前检查，包括超声、电子喉镜和实验室等检查。甲状腺消融可能发生的并发症之一是喉返神经损伤，会导致损伤侧的声带活动减弱，电子喉镜可以观察声带运动，便于术后对照。实验室检查可以评估甲状腺功能和其他相关指标，便于发现不适合消融的情况及用于术后对照。

6. 热消融的手术过程是怎样的?

首先是治疗前再次评估。医生会利用超声来精确定位甲状腺结节，确定最佳的治疗方案，并检查是否有其他需要同时处理的结节和异常淋巴结。

然后开始消融前准备。为了减轻治疗过程中的不适，医生会在患者颈部的治疗区域进行局部麻醉。如果结节靠近甲状腺包膜、肌肉、血管、神经等重要组织，需要注射隔离液将甲状腺与周边组织分离开，降低热量对周边组织的损伤风险。

接下来正式开始消融治疗。医生会在超声的引导下，将消融介质准确地插入目标位置，通过消融介质将不同形式能量转换成热能传递到结节内部。这些能量会破坏结节组织，使结节发生凝固性坏死。在治疗过程中，医生会持续监测超声图像以及患者的反应。根据需要调整能量的强度和消融介质的位置，以确保最佳治疗效果。

治疗结束后，医生会通过一系列超声技术来确认坏死组织的范围，以评估治疗效果。

7. 热消融治疗会导致粘连，影响以后手术吗?

甲状腺热消融是一种超微创的治疗方法，但是，有些患者可能会担心，消融后会不会产生粘连? 万一以后要手术会不会受影响？

首先大家要知道什么是粘连？粘连就是在有创伤的区域，组织之间的层次变得模糊，分界不清。

那么什么情况下会产生粘连？粘连的发生与很多因素有关，如患者的个体差异、甲状腺结节的位置和大小，以及医生的操作技术等。一般来说，如果结节并没有紧贴着甲状腺的包膜，那么就不太可能产生粘连。但如果结节是紧贴着包膜的，那么局部就可能会产生粘连。当然，医生的操作技术和经验也会对粘连的发生和严重程度产生影响。

即便产生了粘连也不一定会影响后续手术，但如果短期内需要进行甲状腺手术，可能会产生一定的影响。随着时间的推移，这些消融引起的凝固性坏死组织会逐渐被吸收，粘连也会逐渐吸收。所以，如果需要进行甲状腺手术的话，建议在消融 3 ~ 6 个月后进行。这样，一般不会因为粘连而影响手术。

8. 热消融治疗后需要长期吃药吗？

甲状腺热消融治疗后，部分甲状腺组织是得到保留的，这意味着在大多数情况下，患者不需要长期依赖药物治疗。尤其对于那些由自主高功能腺瘤引起的甲亢患者来说，热消融能够彻底治愈甲亢，使他们摆脱长期服药的困扰。

然而，由于每个人的身体状况都是独特的，甲状腺结节的治疗效果也会有所不同。有时，因为甲状腺组织受到过多的损伤，或者患者本身就有慢性炎症，消融治疗后可能会出现甲状腺功能减退的情况。这种情况下，患者可能需要长期服用优甲乐来补充甲状腺激素。即使是需要服药的患者，其服药量通常也会明显少于传统手术的患者。

还有一些特殊的情况需要注意。例如，对于甲状腺乳头状癌消融治疗后的患者，如果术后 TSH（促甲状腺激素）水平超过 $2\mu IU/mL$，医生可能会建议长期口服小剂量的优甲乐，以控制 TSH 水平在 $2\mu IU/mL$ 以下。这种 TSH 抑制治疗的目的是预防新的结节形成或抑制隐匿性癌灶的生长，不过，目前并没有确凿的临床证据表明这种服药方法一定有效，因此医生在给出建议时，会综合考虑患者的个人意愿和身体状况。

9. 热消融治疗后如何复查?

甲状腺结节热消融治疗完成后，定期的复查和随访也是必不可少的。下面就来一起了解一下甲状腺热消融治疗后的复查注意事项。

首先是定期超声检查，这可以帮助医生随时掌握甲状腺的恢复情况，看看是否有新的结节或异常淋巴结出现。一般来说，术后 1 个月、3 个月、6 个月都需要进行复查，之后每 6 个月进行一次即可。

其次是甲状腺功能检测，通过检测 TSH、T3、T4、FT3、FT4 和甲状腺相关抗体等指标，医生可以了解甲状腺功能是否受到热消融的影响，从而及时采取应对措施。

最后，提醒大家一点，如果再接受其他治疗或手术，要提前告诉医生自己曾经接受过甲状腺热消融治疗。这样，医生才能更好地制订治疗方案，确保治疗效果和安全性。

10. 热消融能够完全消融甲状腺良性结节吗？

首先，大家要明白"完全消融"是什么意思。简单来说，就是治疗后结节被完全灭活了，没有留下任何残留。随着时间推移，这些坏死的组织会逐渐被吸收，最后可能完全消失。

当然，小结节相对来说更容易被完全消融。但对于大结节，可能需要多次治疗才能达到这个效果。为什么会这样呢？因为结节越大，它的体积和表面积就越大，这意味着消融针可能难以覆盖每一个点，难免会有一些残留。如果医生强行扩大消融范围，想要一次性完全消融，可能会增加并发症的发生风险，这样反而得不偿失。所以，对于大的良性结节，甲状腺热消融的主要目标是缩小它。如果条件允许，医生当然希望实现完全消融；如果条件不允许，那就分多次治疗，尽量达到完全消融的效果。

11. 热消融能够彻底治愈甲状腺恶性结节吗？

对于某些恶性结节，热消融可以达到相当于治愈的效果。但对于一些特殊情况的结节，可能只能实现部分缓解的作用。

对于局限于甲状腺内部的甲状腺微小乳头状癌（<1cm），热消融治疗时医生会扩大消融范围，确保将肿瘤和周边一圈正常腺体都完全灭活。这样，就能达到原发灶治愈的效果。

对于 ≥ 1cm 或者出现包膜及包膜外侵犯的甲状腺癌，目前《专家共识研讨会报告：甲状腺肿瘤热消融指南》（2019版）并不推荐热消融治疗。但在一些特殊情况下，也可以通过扩大消融范围，甚至会消融一部分包膜及包膜外组织，实现原发灶的完全消融。但这类结节可能存在超声检查不出来的淋巴结微小转移灶，所以术后仍然需要长期观察。

虽然热消融对乳头状癌的疗效比较确切，也得到了许多科学研究的证实。但对于滤泡癌、髓样癌和未分化癌，由于缺乏系统的研究证据，目前并不推荐热消融治疗。

对于那些晚期且已经失去手术机会的甲状腺恶性肿瘤，热消融虽然无法完全消融肿瘤，但它能够帮助缩小肿瘤负荷，减轻患者的症状，但具体仍需与临床医生进行沟通。

12. 恶性甲状腺结节消融后发现新病灶应如何处理？

如果在热消融治疗后的随访中，甲状腺内出现了一些可疑的新发病灶，这时医生可能会建议进行"超声引导下细针穿刺"的检查。这样，医生就能更准确地判断这个病灶是良性还是恶性。

如果病理检查结果显示为恶性结节，也不要太担心，并不一定需要进行手术治疗。如果这个结节还局限在甲状腺内部，那么仍然可以考虑进行热消融治疗。但如果这个结节已经侵犯到甲状腺外部，甚至伴有多个或多个部位的淋巴结转移，那么手术切除甲状腺并进行淋巴结清扫可能会是更好的选择。

13. 恶性甲状腺结节消融后发现淋巴结转移应如何处理？

甲状腺乳头状癌存在一定淋巴结转移风险，尤其是 ≥ 1cm 的癌灶，且部分微小转移在手术前是很难被检查出来的。所以，如果在随访过程中发现了可疑的淋巴结，医生可能会建议进行超声引导下细针穿刺检查，来明确淋巴结的病理性质。

如果结果证实这些淋巴结确实是甲状腺癌转移来的，那么通常情况下，医生会建议进行进一步的手术治疗。手术会切除甲状腺，并对相应区域的淋巴结进行清扫，以确保癌症不再扩散。

　　然而，也有一些特殊情况需要考虑。比如，转移的淋巴结数量有限、位置比较局限，或者患者不想进行手术，或者患者身体状况较差不能耐受手术，或者有其他影响手术的疾病，那么淋巴结消融也可以作为一种保守的治疗方式来考虑。

第八章

甲状腺常见疾病有哪些

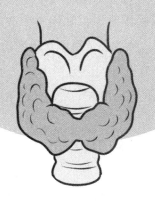

一、常见的结节性疾病

（一）结节性甲状腺肿

1. 什么是结节性甲状腺肿，有什么症状？

结节性甲状腺肿，其实是一种甲状腺的增生病。它常常是在单纯性甲状腺肿的基础上发生的，可能是因为滤泡上皮局部增生导致的。这种病有时还会和其他甲状腺疾病一起出现，最常见的就是慢性甲状腺炎。

10% ～ 45.2% 的人都会得这种病，而且女性发病率是男性的 4 倍。年龄越大，得病的风险也越高。这种病的发病率在不同地方还不太一样，可能和饮食习惯、精神压力、遗传等因素有关系。

早期的时候，可能没什么症状。但如果结节变得很大，可能会让人觉得呼吸困难、吞咽困难，或者说话声音变得嘶哑。摸脖子的时候，可能会觉得甲状腺两边不对称，或者有些肿大。有时候，结节里可能会突然出血，让肿块变大、变疼，但这种症状一般几天就会消失，肿块也会在几周或者更长时间里慢慢变小。

2. 结节性甲状腺肿的超声图像有什么特点？

结节性甲状腺肿的甲状腺大小可以正常也可以增大，每个人的结节大小也都不一样，有的像绿豆那么小，有的像鹌鹑蛋那么大，多个结节长在一起的也很常见，单独一个结节的情况要少些。大多数结节长得规整，像圆形或者椭圆形，边界较清楚。不过，也有少数结节长得不太规整，边界也模糊。

这些结节在超声下看起来，有的回声很低，甚至几乎看不到回声，有的回声高一些，还有的回声不均匀。另外，大部分结节是实性的，少部分结节里面既有实性的部分也有囊性的部分，看起来像个混合体。在这些混合性的结节里，实性的部分常是高回声的，看起来像是乳头或者不规则的形状凸出来。囊性部分则像是有线条或者点状的回声，有时候还会有血块的回声。

有些结节里面会有像果冻一样的物质，这些物质不会因为颈部转动或者医生用探头压一压就移动。还有的结节里会有钙化，有的是大块的钙化，有的是小块的，或者是两者都有。

总的来说，甲状腺里的结节有很多种形态和回声，每个人的情况都可能不一样。

（二）甲状腺滤泡状腺瘤

1. 什么是甲状腺滤泡状腺瘤，有什么症状？

甲状腺滤泡状腺瘤是一种甲状腺良性肿瘤，包括多种病理类型。这种腺瘤，尤其以年轻女性多见，女性发病率多于男性。

多数情况下，它是单发的，但也有少数情况是多个。有些家族性肿瘤综合征里，也能发现甲状腺滤泡状腺瘤。小时候如果头、颈、胸部接受过 X 线照射治疗，或者住在地方性甲状腺肿的流行地区，得这病的风险可能会增高。

这种腺瘤长得很慢，可能要几个月到几年。开始没什么感觉，等肿瘤变大了，颈部会有压迫感，或者局部胀痛。检查时，能在颈前区摸到活动的肿块。要注意的是，这种腺瘤有一定恶变的可能性，所以一旦发现，要及时咨询医生。

2. 甲状腺滤泡状腺瘤的超声图像有什么特点？

患有滤泡状腺瘤的甲状腺大小可以正常，也可以局部增大。这种结节通常是椭圆形的，边界很清楚，就像被一层包膜包裹着一样，称为"睾丸样"改变。有时候，结节的边缘会有一种叫作"晕征"的特征，就像是一圈低回声环。

这些结节在超声下看起来，有的是和周围甲状腺组织回声一样的，有的是比周围低一些，有的是高一些，还有的回声不均匀。有些结节里面会出现钙化。在彩色超声下，可以看到结节周围有血流环绕，呈"抱球征"或"火球征"，就像抱着一个球一样，或者像一团火一样。

超声造影显示甲状腺滤泡状腺瘤的血流增强比较均匀，或者边缘增强。而且，腺瘤的血流强度一般比甲状腺乳头状癌要强，和结节性甲状腺肿差不多，但强于周围的正常甲状腺组织。

另外，通过弹性评估可以知道结节的硬度。一般来说，甲状腺滤泡状腺瘤的硬度是比较低的。

总的来说，通过超声检查，我们可以了解甲状腺滤泡状腺瘤的一些特征，如形态、回声、血流和硬度等，这些信息对于诊断甲状腺滤泡状腺瘤非常重要。

（三）甲状腺癌

1. 甲状腺癌主要有哪些类型？

甲状腺癌是一种常见的恶性肿瘤。根据细胞的来源，甲状腺癌可以分为两大类：滤泡上皮细胞来源的和 C 细胞来源的。

滤泡上皮细胞来源的甲状腺癌里，有一类叫作分化型甲状腺癌，包括甲状腺乳头状癌和滤泡状癌。其中，甲状腺乳头状癌最常见。这种癌症女性患者比男性多，发病年龄为 10～88 岁，但平均下来是 41.3 岁。特别值得注意的是，30～40 岁的女性里，甲状腺乳头状癌的比例会明显增加。

滤泡状癌是甲状腺癌的第二种主要类型，它的发病率也是女性高于男性。据早期文献报道，从青春期开始到 49 岁，发病率一直在稳定上升，但到了 60～70 岁，发病率会再次上升。这种癌症在地方性甲状腺肿患者中比较常见，可能是因为碘缺乏或者继发性 TSH 刺激所致。

髓样癌在甲状腺癌中比较少见，女性患者稍微多一点。这种癌症的发病率有随着年龄的增长而缓慢上升的趋势。

未分化癌是甲状腺癌中最少见的一种类型。女性患者和男性患者的比例大约是 1.5 : 1。这种癌症在 50～60 岁之后的发病率会上升，并且会随着年龄的增大而不断增加。

总的来说，甲状腺癌每种类型的发病率、患者性别和年龄分布都有所不同。了解这些信息有助于更好地认识这种疾病，做到早预防、早发现、早治疗。

2. 甲状腺癌有什么临床症状？

甲状腺癌的临床症状因其类型不同而有所差异。

早期乳头状癌通常没有明显的症状，很多人是在体检的时候才发现的。不过，也有一些人会先发现颈部淋巴结肿大，这种肿大的淋巴结通常在病变甲状腺的同侧颈部，但也可能会出现在上纵隔。个别的情况下，淋巴结还会转移到对侧的颈部。

滤泡状癌大多表现为单发的、无痛的甲状腺结节。只有很少的人会出现声音沙哑、吞咽困难或者颈部有压迫感。虽然颈部淋巴结很少会受到影响，但还是有 10% ～ 20% 的患者会首先出现肺或骨的转移。

髓样癌里，大约有 80% 是散发性的，剩下的 20% 是遗传性的，这种遗传性肿瘤主要见于三种类型：多发性内分泌肿瘤综合征 MEN-Ⅱ A 型、MEN-Ⅱ B 型以及家族性甲状腺髓样癌。得了髓样癌的人，他们的血降钙素和癌胚抗原可能会升高。在初次诊断时，约 51.8% 的髓样癌患者的肿瘤还只局限在甲状腺里，约 31% 的患者已经出现局部淋巴结转移，而约 13.6% 的患者则已经出现了远处转移。

未分化癌大多数一开始会表现为颈部迅速增大的肿块，很多人还会出现颈部和纵隔淋巴结肿大，这会导致上呼吸道、上消化道受到压迫或阻塞，出现各种症状。根据报道，36% 的人会出现呼吸困难，30% 的人会出现吞咽困难，28% 的人声音会变得沙哑，26% 的人会出现咳嗽，17% 的人会有颈部疼痛。在初次诊断时，就有 15% ～ 20% 的人已经出现了远处转移，最常见的转移部位是肺和胸膜。

3. 甲状腺乳头状癌的超声图像有什么特点？

甲状腺乳头状癌可以是单发的，也可以是多发的。在超声检查中，这种癌症大多表现为实性的结节，但有时也会表现为以实性为主或者囊性为主的结节。

大多数甲状腺乳头状癌在超声下会显示为低回声或极低回声，而等回声和高回声的情况非常少见。同时，这些结节的回声往往是不均匀的。

医生在诊断时，还会观察结节的形态和边缘。如果纵横比（A/T）大于或等于1，那么这可能是甲状腺乳头状癌的一个特征，尤其是对微小癌而言。此外，这种癌症的边界可能会模糊，边缘也可能不光滑。

在超声下，有些病灶内可能会出现钙化，也就是钙盐在病灶中的沉积，也是医生判断良恶性的一个重要指标。甲状腺乳头状癌多显示为微钙化，少数为粗钙化或两者都有。

特别需要注意的是，有一种叫作滤泡亚型的甲状腺乳头状癌，它的超声表现可能与滤泡性肿瘤或结节性甲状腺肿相似，因此需要医生仔细鉴别。

还有一种罕见的甲状腺乳头状癌变型，叫做弥漫硬化型甲状腺乳头状癌。这种癌症在超声下表现为甲状腺增大，内部回声不均匀，并可能出现弥漫性的微钙化，就像"暴风雪"一样。由于这种癌症容易发生颈部淋巴结转移，因此医生会对患者的颈部淋巴结进行仔细的超声检查。这些转移的淋巴结形态会变得比较圆，内部回声增高且不均匀，甚至可能出现钙化、液化或其他变化，血流通常都比较丰富。

总的来说，通过超声检查，医生可以观察到甲状腺乳头状癌的一些特征表现，但具体的诊断和治疗还需要结合其他检查和医生的经验。

4. 甲状腺滤泡癌的超声图像有什么特点?

患有甲状腺滤泡癌的甲状腺的大小可能会正常或者局部变得稍大一些。通过超声检查，会发现甲状腺里有一个实性或以实性为主的结节，这个结节的边缘可能看起来不太规则，像是有一层模糊的低回声环。

在超声检查中，这个结节的回声有时候可能不均匀，有时候和周围的甲状腺组织回声差不多，有时候比周围低一些，有时候高一些，还有时候是混合性的，极少数情况下是极低回声。有时候，结节里面还会出现粗大的钙化。

这个结节里面的血流非常丰富，有时候还可以看到结节周围有像环状一样的血流信号。

总的来说，虽然甲状腺滤泡癌在超声检查下有一些特定的表现，但要准确判断并不容易，尤其要跟甲状腺滤泡性腺瘤区别开来是比较困难的，因为它们的很多表现都很相似。

5. 甲状腺髓样癌的超声图像有什么特点?

髓样癌常常出现在甲状腺的上部或中部，少数情况下会出现在下部。在超声检查中，这种癌症通常表现为圆形或椭圆形的低回声或极低回声，边界比较清晰。粗大的钙化很常见，有时也可能伴有微小的钙化，一般位于结节中央。内部主要是实性的组织，但有时也可能发生囊性变。

总的来说，髓样癌在超声下有一些特定的表现，但准确的诊断还需要结合降钙素等实验室检查结果。

6. 甲状腺未分化癌的超声图像有什么特点?

甲状腺未分化癌是一种生长非常快的癌症，它很快就会影响到整个甲状腺的一个侧叶，并且在短时间内还容易侵犯到对侧的甲状腺组织和周围的器官。由于肿瘤迅速增大，占位效应明显，会对周围的组织造成压迫。

在超声检查中，这种癌症主要表现为实性的低回声，或者是有液性和实性组织混合在一起的回声。边界通常不清晰，容易突破甲状腺的包膜，向周围的组织扩散。同时，这种癌症还容易转移到中央组和颈侧组的淋巴结。但是，由于肿瘤太大，超声图像显示受限，还需要结合颈部 CT 等检查综合判断。此外，这种癌症的实性部分通常血流丰富。

总之，甲状腺未分化癌是一种恶性程度很高的癌症，它的生长迅速，容易侵犯周围组织和淋巴结。

（四）甲状腺淋巴瘤

1. 什么是甲状腺淋巴瘤，有什么症状？

甲状腺淋巴瘤，是一种比较少见的恶性肿瘤。常见病理亚型为非霍奇金淋巴瘤中的弥漫大 B 细胞淋巴瘤（DLBCL）和黏膜相关性边缘区淋巴瘤（MALT），T 细胞淋巴瘤和霍奇金淋巴瘤罕见。这种癌症在 60 ～ 70 岁的老年人中更常见，女性得病可能性大约是男性的三倍。而男性得病的年龄通常会比女性早些。如果患有桥本甲状腺炎，那么得甲状腺淋巴瘤的风险就会高很多，可能是正常人的 40 ～ 80 倍。

甲状腺淋巴瘤的发展速度很快，常常在两周内颈部就会出现一个迅速增大的肿块。有时候，还会觉得食道或气道受到压迫，感觉不太舒服。少数患者还可能出现发热、盗汗和体重减轻等全身症状。但大部分患者的甲状腺功能是正常的，只有大约 10% 的人可能会出现甲状腺功能减退。

2. 甲状腺淋巴瘤的超声图像有什么特点？

甲状腺淋巴瘤在超声检查中会有一些特殊的表现。首先，甲状腺可能会明显肿大，特别是在一侧的腺叶上，有时会有一个很大的病灶，甚至整个腺叶都被占满了。这个病灶的形状通常不太规则，所以整个甲状腺看起来会有些不对称。大部分时候，这个结节的边界是很清晰的，但偶尔也会有边界模糊的情况。

如果超声的分辨率不是特别高，这个病灶可能会看起来像是一个"假囊性"的结构。但是，如果我们用高分辨率的超声来看，就会发现它的内部结构其实是像网格一样的，还有很多线条和片状的高回声。而且，这个病灶的回声通常都是非常低的，比颈前的肌肉群还要低，并且肿块后面还会出现回声的增强。

一般来说，这种病灶不会出现像钙化那样的强回声，也不会有液化的无回声区，周边也不会有声晕。在彩色超声下，病灶内的血流分布不是很规则，血流的丰富程度也不一样。

二、 常见甲状腺炎症

（一）急性化脓性甲状腺炎

1. 什么是急性化脓性甲状腺炎？

急性化脓性甲状腺炎其实是一种不太常见的甲状腺疾病，

与细菌感染有关。大约70%的急性化脓性甲状腺炎患者，本身就存在结构异常或甲状腺疾病，如梨状窝瘘，这种情况容易让感染反复发作。

得了急性化脓性甲状腺炎，患者会突然感到脖子前面很痛，摸起来局部肿起来了。这种痛还可能涉及耳朵、下颌或后脑勺，让整个头颈部都不舒服。如果肿大的甲状腺压到了神经、气管或食管，声音可能变得嘶哑，呼吸或吃东西都可能变得困难。医生检查时，轻轻一碰甲状腺就会痛，颈部活动也可能受限。如果形成了脓肿，摸起来会有种"水波"感。

验血时，白细胞和C反应蛋白（CRP）会升高，甲状腺素水平也可能有变化，还有肝功能指标也可能不正常。需要抓紧时间治疗，通常要抗炎治疗，或者做个小手术把脓液抽出来。还要定期复查，看看恢复情况。

2. 急性化脓性甲状腺炎的超声表现是什么?

首先，在超声检查时，甲状腺明显增大，形状也变得不规则。这是因为甲状腺发炎了，里面的组织肿胀。

其次，医生会在超声图像上发现甲状腺里面有低回声或高回声的不均匀区域。这些区域就是病灶，是炎症导致的组织回声变化或脓肿。有时候，这些病灶的形状不规则，边界模糊。

再次，通过彩色多普勒超声检查，医生还可能看到炎症部位的血流变得更多。但如果形成了脓肿，脓肿的地方就没有血流信号了。

最后，急性化脓性甲状腺炎甚至会影响甲状腺周围的其他组织，还可能有周围的淋巴结肿大。

（二）亚急性甲状腺炎

1. 什么是亚急性甲状腺炎？

亚急性甲状腺炎，也是一种常见的甲状腺炎症，跟病毒感染有关，常在上呼吸道感染后出现。会有颈部肿胀、发热、乏力，有时很像喉咙痛，但其实是甲状腺在痛。

亚急性甲状腺炎会影响甲状腺功能，早期可能会有甲亢，让人兴奋、怕热；后来可能转为甲减，让人乏力、怕冷。查血常规，会发现白细胞多、血沉快，说明有炎症。

随着病情发展，甲状腺功能指标也会改变。早期时候，甲状腺激素分泌多，T_3 和 T_4 高，TSH 低；后来就变为甲减，T_4 和 T_3 低，TSH 高。

该病通常能自己恢复，但可能要几周到几个月时间。为了尽快恢复，患者要保证睡眠，注意休息。

治疗主要是减轻疼痛，可以用非甾体类抗炎药或糖皮质激素。甲状腺素水平波动引起的症状，不严重的话可以不用吃药。但甲亢导致心悸严重的，需要吃药。少数人会有甲减，可能需要长期吃药维持功能。

2. 亚急性甲状腺炎的超声表现是什么？

亚急性甲状腺炎在超声图像上会显示甲状腺内有多个不规则、边界不清楚的低回声区域，并且这些区域的血流减少了。这些低回声区域有时候看起来和甲状腺结节很像，因为它们的形状不规则、边界不清晰，所以可能会被误认为是恶性结节。但是，有经验的超声医生会结合患者的症状、血常规结果、甲状腺功能以及超声图像的变化来综合判断。

有时候，在常规的甲状腺超声检查中，医生可能会发现疑似亚急性甲状腺炎的病灶，但没有验血结果的辅助，医生可能难以立即确定。这时，超声医生会在报告上给出提示，建议患者去内分泌科就诊并密切关注病情变化。如果后续的超声检查中，这个病灶逐渐变小甚至消失，那么就可以确认它是亚急性甲状腺炎引起的。但是，如果患者的症状和血液指标有所改善，但病灶却变大或出现其他不好的情况，那么就需要高度怀疑这个病灶可能是甲状腺恶性肿瘤。

（三）桥本甲状腺炎

1. 什么是桥本甲状腺炎？

桥本甲状腺炎，属于一种自身免疫性疾病，就是身体的免疫系统把甲状腺当成敌人去攻击，导致慢性炎症。桥本甲状腺炎可能与遗传、环境、情绪、饮食或药物有关。比较常见，特别是 30 ～ 50 岁的女性更容易得。

它的症状多样，有时会让甲状腺激素变多（甲亢），有时又会变少（甲减），有时又没有什么症状。还有些患者甲亢和甲减会交替出现。要确诊，可以通过血液检查，看甲状腺抗体 TPOAb、TgAb 是否明显升高。

此外，红细胞沉降率、C 反应蛋白等也能反映炎症情况，可能在桥本甲状腺炎患者中升高。贫血也可能是桥本甲状腺炎的一个并发症，所以血红蛋白水平可能会降低。

至于治疗，关键看甲状腺功能是否受影响。如果功能正常，定期复查就行；如果甲亢，可以用药物控制心率，但一般不用抗甲状腺药物，免得变成甲减；如果甲减，就需要口服左甲状腺素来替代治疗。

2. 桥本甲状腺炎的超声表现是什么？

桥本甲状腺炎会让甲状腺变大。这是因为甲状腺组织被免疫系统攻击，产生慢性炎症导致增生。在超声图像上，甲状腺看起来比正常的时候要大一些。但到后期的时候，体积反而会缩小。

在超声图像上，甲状腺内的回声不均匀，就像是甲状腺里面有一些"斑驳"或"网格"的区域，有的区域回声强，有的区域回声弱。

桥本甲状腺炎还可能导致甲状腺里面长一些结节。这些结节可能是单个，也可能是多个。在超声图像上表现为甲状腺里面的异常区域。

由于炎症的存在，还可以看到甲状腺内的血流可能会增多或者减少。

所以，通过超声检查观察这些特殊变化，医生就可以更好地判断是否存在桥本甲状腺炎。

第九章

其他相关甲状腺问题

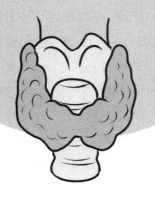

一、妊娠相关甲状腺问题

1. 孕期甲状腺超声检查，对胎儿有无影响?

甲状腺超声检查是利用超声波技术来观察甲状腺的，这种检查是没有辐射的，非常安全。孕期甲状腺超声检查，并不直接检查腹中胎儿情况，对胎儿通常是没有影响的。

然而，需要注意的是，如果孕妇本身存在甲状腺疾病，如甲状腺功能亢进或减退，这些疾病本身可能会对胎儿的正常发育产生影响。因此，孕妇在接受甲状腺超声检查的同时，也应关注自身的甲状腺功能状况，并在医生指导下进行必要的治疗和管理。

如果孕妇在孕期被诊断出甲状腺功能结节，如果需要，可以在孕期进行多次超声检查，以监测甲状腺结节的变化。

总之，孕期甲状腺超声检查是一种安全、有效的检查方法，对胎儿通常没有影响。但为了确保检查的准确性和安全性，孕妇应选择专业机构并在医生指导下进行检查。

2. 怀孕会对甲状腺结节的生长或者甲状腺功能产生影响吗?

怀孕是个特殊的时期，不仅孕妇身体会发生很多变化，怀孕也可能影响到甲状腺结节和甲状腺功能。

首先，怀孕可能会让甲状腺结节有所变化。在怀孕的女性中，有 3% ～ 30% 的人会有甲状腺结节，而且随着怀孕次数和年龄的增加，这个比例还可能上升。怀孕期间，有的结节可能会变大或者出现新的结节。不过，结节变大并不一定就是恶性的肿瘤。

其次，怀孕对甲状腺功能也有影响。甲状腺功能减退在怀孕期间比较常见，但很多时候都是亚临床的，也就是说可能没有太明显的症状。而甲状腺功能亢进虽然发生率相对较低，但一旦发生，对妈妈和胎儿都有不小的危害，需要及时治疗。另外，如果生活在缺碘的地方，怀孕对甲状腺功能的影响可能会更明显，如 TSH（促甲状腺激素）可能会下降，而 T_4（甲状腺素）水平可能会升高。

所以，女性在怀孕期间要特别关注甲状腺的情况，定期进行检查。如果发现甲状腺结节或者甲状腺功能有问题，一定要及时找医生咨询和治疗。

3. 甲状腺结节穿刺对胎儿有影响吗?

很多孕妇在孕期可能会担心甲状腺结节穿刺对胎儿的影响。其实，目前并没有证据表明甲状腺结节穿刺会对胎儿的发育造成不良影响。

在怀孕期间，如果医生怀疑有甲状腺结节，通常会首选超声检查来评估。这是一种非常安全的方法，不会对胎儿造成任何伤害。

有时候，医生可能会建议进行细针穿刺活检来进一步了解结节的性质。这也是一项非常安全的诊断方法，如果有必要，可以在孕期进行。如果细胞学检查结果不能确定结节的性质，医生通常会建议在孕期进行监测，等宝宝出生后再进行进一步的评估。

4. 可以生完小孩再做甲状腺结节治疗吗？

孕期如果发现甲状腺结节，很多孕妇都会感到焦虑和担心。但其实，医生们会根据《甲状腺结节和分化型甲状腺癌诊治指南（第二版）》推荐，综合考虑风险与获益，为每一位孕妇制定最合适的管理方案。

通常情况下，医生会建议孕妇在产后对甲状腺结节进行评估和处理。这是因为孕期进行穿刺、消融、手术等处理，虽然技术上可行，但可能带来一些潜在的风险，如对胎儿的影响。

而且，大家要知道，甲状腺癌的疾病进程是比较缓慢的。这意味着，短期内不进行处理，结节的变化也不会太大。所以，对于那些确实需要治疗的孕妇，也可以等到产后再进行。当然，具体的治疗方案还需要根据结节的具体情况以及产妇的个人意愿来综合决定。

二、儿童及青少年相关甲状腺问题

1. 儿童及青少年甲状腺癌的超声表现与成人一样吗？

甲状腺癌虽然更常见于成人，但儿童和青少年同样可能受到影响。虽然两者在超声表现上有很多相似之处，但还是存在一些细微的差别。

首先，与成人甲状腺癌相比，儿童及青少年甲状腺癌的病灶通常更大，而不是像成人那样以微小癌为主。因为发现时肿块通常比较大，所以垂直位生长这个恶性特征的诊断价值可能就不是很重要了。而且，儿童及青少年的甲状腺癌里微小钙化的出现，比成人更常见。

其次，儿童及青少年的甲状腺癌更容易转移到颈部的淋巴结，50%～80%有淋巴结转移的情况。大肿块、多个病灶、侵犯到甲状腺癌周边组织，这些都是容易发生淋巴结转移的原因。特别是弥漫性硬化型甲状腺乳头状癌，儿童及青少年若转移到淋巴结里会比成人有更多的微小钙化的出现。

2. 儿童及青少年甲状腺结节及淋巴结也要穿刺吗？

甲状腺结节和淋巴结的超声引导下细针穿刺，对于成人、儿童及青少年甲状腺癌的诊断都很重要。

根据美国甲状腺协会的《儿童甲状腺结节和分化型甲状腺癌的管理指南》和《中国儿童甲状腺结节及分化型甲状腺癌专家共识》，医生会根据结节的大小、超声上的表现和临床特点，来决定儿童和青少年的甲状腺结节是否要做穿刺。比如，如果结节是高功能型的，那手术前就不需要穿刺了。但如果穿刺结果显示是不明确的不典型增生或者滤泡性病变，那就不用再穿刺了，直接做甲状腺的单侧叶加峡部切除手术。

总之，儿童及青少年甲状腺结节及淋巴结在某些情况下确实需要进行穿刺检查，但具体要不要穿刺，还需要医生根据具体情况来综合判断。

3. 儿童及青少年甲状腺癌的随访需要注意什么？

虽然儿童和青少年得了甲状腺癌后，大多数疗效比较好，但他们复发的风险却比成人高。所以，在治疗后，仍然需要长时间地关注有没有复发。而且，因为儿童的颈部淋巴结容易发炎、肿大，所以判断是不是转移有时比较困难。

超声是检查患甲状腺癌的儿童和青少年术后情况的首选方法。如果发现可疑的转移性淋巴结，医生一般会建议做个穿刺来确认。结合超声、血清 Tg 和 FNA-Tg，能更准确地知道甲状腺癌是不是复发了。对于甲状腺髓样癌的转移淋巴结，还可以用穿刺洗脱液降钙素检测来帮忙诊断。

对于患甲状腺癌的儿童和青少年，建议在手术后 6 个月做一次颈部超声检查。如果是风险比较高的，接下来每隔 6 个月做一次检查；如果是风险比较低的，可以每隔 6 ~ 12 个月做一次检查。这样可以更好地了解病情变化，及时发现问题，及时处理。